Erfolgreich bist du schon

Therapeutenformel steht für erfolgreiches und authentisches Praxismarketing und bietet doch mehr als Marketingberatung für Therapeuten, Coaches und Practitioners. Therapeutenformel setzt dort an, wo jeder Erfolg beginnt – bei der richtigen inneren Einstellung. Deshalb beginnt bei Therapeutenformel jede Beratung und jedes Coaching damit, seine Ängste, Unsicherheiten und Erfolgsblockaden hinter sich zu lassen.

www.therapeutenformel.com

Lukas Tobler | Susanne Melles

Erfolgreich bist du schon

Wie du als Therapeut, Coach und Practitioner deine Träume lebst und ein Gewinn für deine Klienten bist

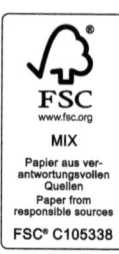

Bibliografische Information der Deutschen Nationalbibliothek:
Die Deutsche Nationalbibliothek verzeichnet diese Publikation in der Deutschen Nationalbibliografie; detaillierte bibliografische Daten sind im Internet über http://dnb.dnb.de abrufbar.

© 2016 Lukas Tobler, Susanne Melles

Titelbild: kurhan/shutterstock.com
Covergestaltung: Ebtihal Ibraim

Herstellung und Verlag: BoD – Books on Demand, Norderstedt

ISBN: **978-3-7392-3690-2**

Inhaltsverzeichnis

Vorwort	7
Die 9 Erfolgsgesetze	9
Weil du einzigartig bist!	20
Wer profitiert am meisten von deiner Arbeit?	28
Kennst du schon deine Traumpraxis?	37
Was steht deinem Erfolg jetzt noch im Weg?	43
Wie du deine Ziele mit deiner inneren Haltung in Einklang bringst	54
So wird dein Therapieangebot für deine Klienten unwiderstehlich	65
So wird deine therapeutische Signatur unverwechselbar	75
Marketing für Therapeuten ist höchstpersönlich	84
Die wichtigsten Bausteine für dein Marketing	88
Deine nächsten Schritte hin zur erfolgreichen Praxis	97
Über die Autoren	100
Quellenangaben	102

Vorwort

Viele Therapeuten, Coaches und Practitioners (*) tun sich schwer, Marketing für ihre Arbeit zu betreiben. Dabei sind sie hervorragend qualifiziert und haben viel Zeit, Geld und Energie in ihre Aus- und Fortbildung investiert. Mit ihrem Wissen, ihrer Erfahrung und ihrem praktischen Können gelingt es ihnen, dass das Leben ihrer Klienten ein Stück einfacher, schöner und glücklicher wird. Doch oft haben sie einfach nicht genug Klienten.

Aus Gesprächen mit vielen Therapeuten wissen wir, dass sie mit Marketing oft falsche Vorstellungen verbinden. Sie glauben, dass Marketing nur mit Übertreibungen funktioniert, sie sich verbiegen müssen oder sie es sich einfach nicht leisten können. Vielen fehlt auch das Wissen, wie sie am besten starten oder sie haben sogar Angst, mit ihrem Angebot nach außen zu gehen.

Wir glauben, dass Marketing ein starkes Fundament braucht. Dieses Fundament besteht aus positiven Glaubenssätzen, Klarheit über die eigenen Ziele und den richtigen Marketing-Strategien. Wir möchten dich unterstützen, dieses Fundament zu errichten. Und wenn wir sagen „**Erfolgreich bist du schon!**", meinen wir das auch so. Warum, erfährst du im Kapitel „Weil du einzigartig bist!".

Beginne gleich heute damit, den Erfolg in dein Leben zu lassen. Für dich und deine Familie und für alle Menschen, denen du mit deiner Arbeit dienen möchtest.

Auf deinen Erfolg!
Lukas Tobler
Susanne Melles

(*) Wir werden in diesem Buch nur von Therapeuten sprechen, da so der Text besser lesbar ist. Coaches, Practitioners und vergleichbare Berufe sind hier aber ausdrücklich mit eingeschlossen.

Die 9 Erfolgsgesetze

Auf die Frage „Was bedeutet für dich Erfolg?" hat wohl jeder eine andere Antwort. Sehr häufig wird Erfolg mit finanziellem Erfolg gleichgesetzt. Dabei ist dies nur eine Facette des funkelnden Erfolgsdiamanten. Denn Erfolg meint sehr viel mehr als materiellen Reichtum. Hierzu gehören auch harmonische Beziehungen, Gesundheit, Zufriedenheit und eine tiefe innere Verbindung mit dem Schöpfer sowie Fülle in jeder Hinsicht.

So, wie es unzählige Definitionen gibt, was Erfolg überhaupt ist, gibt es auch eine Vielzahl an Strategien, wie sich Erfolg erzielen lässt. Man sollte doch meinen, dass hier für jeden eine passende Strategie dabei wäre. Und dennoch gibt es weiterhin Therapeuten, die keinen Erfolg haben. Kennen diese nur die für sie geeignete Strategie noch nicht? Ganz so einfach ist es leider nicht.

Tatsächlich können zwei Personen die gleiche Strategie verfolgen und doch zu völlig unterschiedlichen Ergebnissen kommen. Während der eine am Ende des Tages energiegeladen und dankbar nach Hause geht, fehlen dem anderen jegliche Kräfte. Oder die eine strotzt vor Energie, während die andere kaputt ins Bett fällt. Während die eine gutes Geld verdient, kommt die andere gerade so über die Runden.

Das konsequente Verfolgen einer Strategie ist zwar wichtig, macht jedoch nur einen Teil des Erfolgs aus. Den anderen Teil bestimmt die innere Haltung, mit der jemand eine Strategie umsetzt. Mit unserer Strategie, die wir dir im zweiten Teil dieses Buches vorstellen, kannst du also nur dann erfolgreich sein, wenn auch deine innere Haltung auf Erfolg ausgerichtet ist. Mache dir deshalb zunächst diese **9 Erfolgsgesetze** zur Gewohnheit.

1. Erfolgsgesetz: Du brauchst einen Traum.

Nur wenn du deine Ziele kennst, kannst du sie auch erreichen. Das klingt äußerst banal. Und doch laufen die meisten Menschen ziellos durchs Leben. Sie lassen sich hierhin und dorthin schubsen und ergreifen sich bietende Gelegenheiten, ohne vorher zu prüfen, ob sie sich im Einklang mit ihren Zielen und Visionen befinden.

Seine Ziele zu kennen ist der erste Schritt zum Erfolg. Deine Ziele sind die Grundlage für deinen Traum eines idealen Lebens. Viele Menschen erlauben sich einen solchen Traum nicht, weil sie ihr Leben allein nach ihren momentanen Möglichkeiten ausrichten. Sie machen die Entscheidung, welches Auto sie fahren, welche Reisen sie unternehmen und wo sie wohnen wollen, allein von der Höhe ihres momentan verfügbaren Einkommens abhängig. Sie nehmen also ihre Situation als unabänderlich hin und richten ihr komplettes Leben danach aus.

Wenn du also als Therapeut erfolgreich sein willst, musst du zuerst deine Ziele definieren. Dies ist ein Muss, keine Option. Frage dich, was du alles erreichen möchtest. Dabei ist deine momentane Situation nicht entscheidend. Frage dich, wie du handeln und leben möchtest, ohne dass Geld dabei eine Rolle spielt. Du gehst einfach davon aus, dass Geld im Überfluss vorhanden ist. Du stellst dir das Leben, das du führen möchtest, in allen Facetten vor. Du darfst dabei ruhig in etwas größeren Dimensionen denken. Also, welches Auto möchtest du fahren, welche Kleidung und welchen Schmuck möchtest du tragen? Wie willst du wohnen? Wie soll deine Praxis aussehen? Welche Urlaubsreisen willst du unternehmen und in welchen Hotels willst du übernachten?

Es ist sehr wichtig, dass du dir dein Traumleben wirklich bildhaft vorstellst. Dieser Traum ist dein Fundament, auf dem alle anderen Erfolgsgesetze stehen. Doch einen Traum zu haben, reicht alleine noch nicht aus. Um erfolgreich zu sein, musst du auch das brennende Verlangen in dir spüren, diesen Traum Wirklichkeit werden zu lassen. Selbstverständlich geht es dabei nicht allein um materiellen Reichtum. Es geht auch darum, dass du zu der Person wirst, die zu diesen Zielen passt, dass du also persönliche Entwicklung erlebst.

Deinen Traum und das brennende Verlangen, ihn zu verwirklichen, darfst du dir von nichts und niemandem nehmen lassen. Viele Menschen sabotieren sich an diesem Punkt selbst, indem sie sich fragen, woher sie das Geld nehmen und wie sie es schaffen sollen, ihren Traum zu leben. Doch in der Frage nach dem Wie steckt die Haltung eines Verlierers. Siegertypen und erfolgreiche Persönlichkeiten verschwenden niemals als Erstes einen Gedanken an das Wie. Sie definieren immer zuerst ihre Ziele und entwickeln ein brennendes Verlangen, diese umzusetzen. Egal ob du eine florierende Praxis führen, dir dein Traumauto kaufen, ein Buch veröffentlichen oder deinen Traumpartner kennenlernen möchtest, immer musst du als Erstes dein Ziel definieren und ein brennendes Verlangen in dir entfachen, dieses Ziel zu erreichen.

Übrigens stammt dieses erste Erfolgsgesetz nicht von uns. Napoleon Hill hat es bereits in seinem Buch *Denke nach und werde reich* beschrieben. Anfang des 20. Jahrhunderts arbeitete Napoleon Hill für Andrew Carnegie, den damals reichsten Menschen der Welt. Von ihm lernte er die Erfolgsgesetze, die bis dahin ein gut gehütetes Geheimnis und Privileg einer elitären Gesellschaft waren. Hills Verdienst ist, dass er diese Geheimnisse einer breiten Masse zugänglich gemacht hat. [1]

2. Erfolgsgesetz: Du musst dich gut fühlen, wenn du an deine Ziele denkst.
Wie fühlst du dich, wenn du an deine Ziele denkst? Gehörst du vielleicht sogar zu den Menschen, die sich bei dem Gedanken an ihre Ziele genau deshalb schlecht fühlen, weil sie diese noch nicht erreicht haben? Paradoxerweise sind es dann genau diese Gefühle, die verhindern, dass deine Ziele Wirklichkeit werden.

Sich gut zu fühlen, wenn man an seine Ziele denkt, ist der Schlüssel zum Erfolg. Wahrscheinlich fragst du dich, wie es dir gelingen soll, dich in deiner momentanen Situation bei dem Gedanken an deine

Ziele gut zu fühlen. Hierzu möchte wir dich zu einer gedanklichen Reise einladen. Stell dir vor, du nimmst an einem unserer Workshops teil. In der Pause kommen wir auf dich zu und sagen: „Heute ist dein Glückstag. Wir haben soeben deinen Namen gezogen und du gingst als Gewinner hervor. Du hast soeben 100.000 € in bar gewonnen." Wie fühlst du dich? Sehr wahrscheinlich wirst du dich von einer auf die andere Sekunde besser fühlen, obwohl diese Situation nur in deiner Vorstellung existiert. Deine Realität hat sich nicht verändert, aber dein Denken. Es sind also allein deine Gedanken, die eine Veränderung deiner Gefühle auslösen.

Gehen wir in diesem Gedankenexperiment noch einen Schritt weiter. Stell dir nun vor, wie wir dir einen Scheck über 100.000 €, der auf deinen Namen ausgestellt ist, überreichen. Auf diesem Scheck ist vermerkt, dass du ihn erst in zwei Jahren einlösen darfst. Auch wenn du das Geld nicht sofort bekommst, wirst du dich gut fühlen und dich bereits heute darüber freuen.

Genau so musst du dich auch fühlen, wenn du an deine Ziele denkst. Angenommen, du hast das Ziel, in einem halben Jahr deine Traumpraxis zu besitzen. Dann musst du daran glauben, dass dir deine Traumpraxis bereits heute gehört. Die Sache ist absolut. Diese Praxis gehört dir und kommt zu dir. Auch wenn du sie erst in einem halben Jahr nutzen kannst, darfst du dich heute schon über diese Praxis freuen und dich gut dabei fühlen. So musst du dich auch fühlen, wenn du an alle anderen Ziele denkst.

3. Erfolgsgesetz: Arbeite diszipliniert und vermeide Ablenkungen.

Wie reagierst du, wenn du gerade mitten in einer Arbeit bist und das Telefon klingelt, eine neue E-Mail eingeht oder dein Smartphone eine neue SMS anzeigt? Ignorierst du die Unterbrechung zunächst einmal oder hörst bzw. liest du sofort nach, was es Neues und vermutlich Wichtiges gibt?

Wenn du dich leicht unterbrechen lässt, bist du in guter Gesellschaft. Doch hast du einmal überlegt, wie viele Minuten deiner täglichen Arbeitszeit dir auf diese Weise verloren gehen? Dabei geht es nicht allein um die Zeit, während der du telefonierst oder neu eingegangene Nachrichten liest. Du musst auch die Zeit hinzurechnen, die du benötigst, um nach der Unterbrechung wieder konzentriert an deiner Aufgabe zu arbeiten – die Zeit, bis du wieder im Flow bist.

Die wenigsten denken daran, wie viel Energie sie diese Unterbrechungen tatsächlich kosten. Allein für das Öffnen einer E-Mail und das Abwägen, ob du sie sofort oder erst später lesen sollst, benötigt dein Gehirn wertvolle Glukose. Über einen ganzen Tag betrachtet, sind deine Reserven bei einer solchen Arbeitsweise deutlich schneller erschöpft. Nicht nur deine Energiereserven, auch deine Arbeitszeit wird so unnötig vergeudet. Die ständigen Ablenkungen können dich nämlich bis zu 50 % deiner produktiven Zeit kosten. [2]

Wenn du erfolgreich sein willst, musst du Ablenkungen ausblenden und mit Disziplin an deiner Aufgabe dranbleiben. Dies gelingt dir z. B. mit diesen Tipps:
- Nutze die Zeit direkt nach dem Aufwachen, um dir deine Ziele in Erinnerung zu rufen und sie zu visualisieren.
- Plane deinen Arbeitstag. Notiere dir jeden Tag sechs Dinge, die du am Abend erledigt haben willst und halte dich an deinen Plan. Deine Ziele haben Priorität.
- Beginne deinen Arbeitstag nicht mit dem Lesen und Bearbeiten deiner E-Mails und Posts. Hierfür ist später am Tag noch ausreichend Gelegenheit.
- Arbeite in Zeitblöcken. Halte dir diese Zeit nur für deine Aufgaben frei und lass keine Ablenkungen und Unterbrechungen durch Telefon, E-Mail oder Instant Messaging zu. Anschließend hast du dir eine Pause verdient.
- Fokussiere dich immer nur auf eine Aufgabe. Multitasking bedeutet Ablenkung und Stress.

Es ist existenziell wichtig für deinen Erfolg, dass du alle anstehenden Aufgaben diszipliniert erledigst und Ablenkungen ausblendest. Mache dir dies unbedingt zur Gewohnheit.

4. Erfolgsgesetz: Umgib dich mit gleichgesinnten Menschen.
Menschen, die keinen Erfolg im Leben haben, haben eine Gemeinsamkeit. Sie umgeben sich mit Menschen, die ihre Träume im Keim ersticken, ihre Visionen und Ziele belächeln oder sie sogar dafür verurteilen. Diese Traumräuber versagen ihnen nicht nur die nötige Unterstützung, damit sie ihre Ziele erreichen. Sie sagen ihnen auch immer wieder, dass ihnen ihr Vorhaben, wie finanziell unabhängig zu sein und eine erfolgreiche Praxis zu führen, nicht gelingen werde. Erfolgreiche Menschen hingegen haben Familienmitglieder, Freunde, Kollegen und andere Menschen um sich herum, die ihre Träume und Ziele unterstützen.

Wusstest du, dass dein Einkommen dem durchschnittlichen Einkommen deiner fünf besten Freunde entspricht? Dein Erfolg hängt also nicht zuletzt davon ab, mit welchen fünf Personen du die meiste Zeit verbringst. Dieses Erfolgsgesetz ist kaum bekannt. Es ist aber essenziell wichtig für deinen Erfolg, dass du Freundschaften mit Menschen schließt, die so denken wie du, die Träume und Ziele haben wie du und die dich ebenso unterstützen und antreiben wie du sie.

Wenn du Erfolg haben und in Fülle leben möchtest, musst du dich mit gleichgesinnten Menschen umgeben, die an dich glauben, dich inspirieren und dir Mut machen, weil sie sich deinen Erfolg wünschen.

Vielleicht fragst du dich jetzt, wo du solche Menschen kennenlernen kannst. Nun, du kannst an Seminaren und Workshops teilnehmen oder Mitglied eines Clubs oder einer Gemeinschaft erfolgsorientierter Unternehmer werden. Eine weitere Möglichkeit ist, dass du erfolgreiche Personen interviewst, an Webinaren und Teleseminaren teilnimmst oder inspirierende Videos von erfolgreichen Personen anschaust. Sehr wichtig ist auch, dass du dir einen Coach oder Mentor suchst, der selber erfolgreich ist, der an dich und deinen Erfolg glaubt und der dich auf deinem Weg unterstützt.

5. Erfolgsgesetz: Deine Worte entscheiden über deinen Erfolg.

Ertappst du dich auch manchmal dabei, dass du Sätze aussprichst, wie: „Ach was, das wird nie funktionieren.", „Ach, ich habe kein Glück in meinem Leben.", „Oh Gott, mir fehlt das Geld und Zeit habe ich auch nicht genug.", „Heute fällt mir alles schwer." oder „Ich weiss nicht, wie ich erfolgreich sein kann."? Oder, wenn dich jemand fragt, wie es dir geht, antwortest du: „Oh, nicht schlecht."

Oft sagen wir solche Sätze, ohne zu überlegen oder aus purer Gewohnheit. Doch es ist entscheidend für unseren Erfolg, welche Worte unseren Mund verlassen. Wir erhalten, was wir aussprechen. Es macht also einen großen Unterschied, ob wir über Dinge sprechen, die wir wollen oder die wir nicht wollen. Oder ob wir in Gesprächen Dinge sagen, die Mut machen oder die unsere Gesprächspartner entmutigen.

Worte sind sehr kraftvoll. Erfolgreiche Menschen wählen deshalb positive Worte und Formulierungen. Wenn dich also das nächste Mal jemand fragt, wie es dir geht, antwortest du: „Mir geht's blendend." oder „Mein Tag verläuft hervorragend."

6. Erfolgsgesetz: Denke an das, was du willst.

Worüber denkst du am meisten nach? Über die Dinge, die du willst oder die du nicht willst? Viele Menschen denken zuerst an das, was sie nicht wollen und wundern sich dann, wenn diese Ereignisse genau so in ihr Leben treten. Earl Nightingale bringt es in seinem Werk „Das seltsamste Geheimnis" auf den Punkt: Du wirst zu dem, worüber du am meisten nachdenkst. [3]

Für deinen Erfolg ist es sehr wichtig, dass du dir deine Ziele immer wieder vor Augen hältst. Denke so häufig wie möglich an das, was du willst und fühle dich gut dabei. So legst du den Grundstock für die Manifestation deiner Ziele.

7. Erfolgsgesetz: Nutze die Kraft und Inspiration von Büchern und Audios.

Informationen prasseln 24 Stunden am Tag auf uns ein. Dabei beeinflusst das, was wir über Radio, Fernsehen, Internet, Zeitungen und im Gespräch von Mensch zu Mensch aufnehmen, durchaus unser Denken. Viel zu oft lassen wir es zu, dass erfolgshemmende Gedanken und Glaubensmuster in uns ausgelöst oder verstärkt werden. Negative Gedanken werden schnell zur Gewohnheit, so dass wir negative Schwingungen aussenden und damit noch mehr unerwünschte Umstände erschaffen – ein Teufelskreis.

Um glücklich zu sein und erwünschte Umstände in dein Leben zu ziehen, musst du also deine Gedanken und Glaubensmuster verändern. Dabei sind Bücher und inspirierende Audio-Programme hervorragend geeignet, um negative Gedanken zu korrigieren.

Erfolgreiche Menschen sind begeisterte Leser. Wichtig ist, dass du jeden Tag liest. Selbst, wenn es nur ein einziger Satz ist. Bücher haben eine kraftvolle Schwingung. Ein gedrucktes Buch, das du in den Händen hältst, hat daher für dich einen höheren Nutzen als ein digitales Produkt. Selbstverständlich ist aber ein E-Book immer noch eine bessere Option, als überhaupt nicht zu lesen. Besonders wertvoll, um positive Gedanken und Glaubensmuster anzuziehen, sind inspirierende Bücher, wie z. B.

- „Denke nach und werde reich" von Napoleon Hill
- „Die Wissenschaft des Reichwerdens" von Wallace Wattles
- „Geistige Gesetze - Der Weg zu Wohlstand und Glück" von Raymond Holliwell
- „Wie man Freunde gewinnt: Die Kunst, beliebt und einflussreich zu werden" von Dale Carnegie.

Eine andere Möglichkeit sind inspirierende Hörbücher und Audio-Programme. Ihre Inhalte saugt unser Gehirn auf wie ein Schwamm. Audios sind deshalb die einfachste Möglichkeit, negative Gedanken und die damit verbundene negative Schwingung, die du ins Universum schickst, zu transformieren. Sie sind also äußerst wichtig, damit du Unerwünschtem den Nährboden entziehen kannst. Inspirierende Audios sorgen dafür, dass du deine Gedanken und deine innere Haltung auf Erfolgskurs bringst.

8. Erfolgsgesetz: Gönne anderen den Erfolg und freue dich mit ihnen.

Als Therapeut wünschst du dir, dass deine Klienten gesund sind und es ihnen gut geht. Doch wie gehst du mit der Fülle um, die du bei erfolgreichen Menschen beobachtest? Hast du dich schon einmal dabei ertappt, wie du über den Erfolg einer anderen Person gelästert hast? Hast du den Erfolg einer anderen Person schon einmal abgewertet, indem du ihn als unehrlich oder nicht erstrebenswert abgetan hast? Warst du schon einmal neidisch auf eine Person, die gemäß deiner eigenen Einschätzung mehr erreicht hat, besser da stand oder glücklicher war als du?

Die Wahrheit ist, dass du niemals Erfolg im Leben haben wirst, solange du auf erfolgreiche Menschen neidisch bist, sie verurteilst oder sogar als unredliche Personen betrachtest. Wie alles im Leben hat auch Neid eine Schwingung. Und diese Schwingung schiebt alles, was du sein, haben und tun möchtest, von dir weg. Jedes Mal, wenn du einer anderen Person den Erfolg nicht gönnst oder sogar verurteilst, verschließt du deine eigenen Tore zu mehr Fülle, Erfolg und Zufriedenheit. Erst wenn du dich von ganzem Herzen über den Erfolg anderer, ihre harmonische Beziehung oder ihre häufigen Urlaube freuen kannst, ebnest du den Weg für deinen eigenen Erfolg.

Beobachte also von heute an dein Verhalten. Achte auf deine Gedanken, deine Gefühle und deine Äußerungen in Bezug auf den Erfolg anderer Leute. Beginne heute, den Erfolg anderer anzuerkennen und dich darüber zu freuen, als wäre es dein eigener Erfolg. Gratuliere anderen zur Verwirklichung ihrer Ziele und erkenne ihre großartige Leistung an. Damit würdigst du auch deine eigenen Meilensteine. Du entwickelst ein Bewusstsein für deine eigene Größe und bekommst immer mehr Anerkennung für deine Leistungen.

Eine hervorragende Möglichkeit, von heute an den Erfolg anderer ebenso anzuerkennen wie deinen eigenen ist das Dankbarkeitsjournal. Kaufe dir hierzu ein schönes Notizbuch und halte jeden Abend vor dem Schlafengehen fünf Dinge fest, für die du dankbar bist, die dir Freude bereitet haben oder die du erfolgreich gemeistert hast. Es ist wichtig, dass du diese Einträge unmittelbar vor dem Schlafengehen vornimmst. Wir wissen heute, dass die letzte halbe Stunde vor dem Einschlafen eine äußerst wichtige Phase für den eigenen Erfolg ist. Die Informationen, Bilder, Gedanken und Prägungen der letzten halben Stunde vor dem Einschlafen nimmst du mit in den Traum. Wenn du in diesem Zeitfenster die Nachrichten mit ihren Negativschlagzeilen schaust, dir über deine finanzielle Situation den Kopf zerbrichst, im Internet herum surfst oder dich über dein Smartphone mit digitalen Reizen bombardieren lässt, nimmst du die negative Schwingung mit in den Schlaf. Diese Schwingung bildet dann das Fundament für den nächsten Tag. Wiederholst du das Ganze am darauffolgenden Tag, beschleunigst du die Negativspirale. Als Folge entspricht dein Leben immer weniger dem, was du dir erträumst.

Wenn du hingegen erfreuliche Dinge Revue passieren lässt, schläfst du nicht nur besser, sondern du stellst dich bereits am Vorabend auf einen wundervollen neuen Tag ein. Du kannst auch ein inspirierendes Buch lesen, meditieren, deinen Körper dehnen oder Musik hören. Vielleicht ist es auch eine gute Zeit, um dich ungestört mit deinem Partner zu unterhalten oder dich mit deinen Träumen und Zielen zu beschäftigen. In jedem Fall solltest du das Ganze am nächsten Tag wiederholen. So begibst du dich allmählich in eine positive Vorwärtsspirale - dein Leben entspricht immer mehr dem, was du dir erträumst.

9. Erfolgsgesetz: Stifte Freude.

Menschen streben immer danach, sich gut zu fühlen und Freude zu empfinden. Gute Gefühle versetzen nicht nur die Seele in eine hohe Schwingung, auch der Körper profitiert davon. So produziert der Körper, wenn wir uns freuen, mehr sog. Glückshormone wie das Dopamin, das u.a. Antrieb und Motivation steuert. Gefühle beeinflussen auch unseren Herzschlag. Wenn wir Freude oder Liebe empfinden, schlägt unser Herz harmonischer.

Natürlich stellt sich ein Gefühl der Freude nicht immer „auf Knopfdruck" ein. Sicher kennst auch du Situationen, in denen es dir schwerfällt, Freude zu empfinden oder sogar weiterzugeben. Letztlich hast du es aber in der Hand, hier eine Entscheidung zu treffen. Auch wenn du dich schlecht fühlst, hast du eine, wenn auch meist unbewusste, Entscheidung getroffen. Denk also immer daran, dass es in jeder Situation möglich ist, sich gut zu fühlen und frage dich, wie es dir gelingen kann, mehr Freude in dein Leben zu lassen und damit Körper und Seele in eine hohe Schwingung zu bringen, die noch mehr Positives anzieht.

Dabei hilft dir ein universelles Gesetz, wonach du alles, was du in deinem Leben haben möchtest, generieren kannst, indem du es für andere Menschen tust. Solltest du also gerade eine „schwere Zeit" durchmachen, frage dich, was du heute tun kannst, um einer anderen Person eine kleine Freude zu bereiten. Nach dem Gesetz der Resonanz kommt diese Freude zu dir zurück. Es lohnt sich auch, dir eine Zeit in Erinnerung zu rufen, in der du viel Erfreuliches erlebt hast. Wie hat sich dein Leben damals angefühlt? Welche Gedanken und inneren Bilder verbindest du mit dieser Zeit? Erlebe diese Gefühle erneut und du wirst sehen, dass sich deine Stimmung wie von selbst aufhellt.

Weil du einzigartig bist!
So gelingt deine laserscharfe Positionierung.
Ein unverwechselbares Profil ist für den Erfolg deiner Praxis unverzichtbar. Deine Klienten sollen schon auf den ersten Blick sehen, welche Therapieschwerpunkte du setzt und für wen du hauptsächlich arbeitest.

Ein Sprichwort sagt, dass jede Reise mit dem ersten Schritt beginnt. Wir möchten diese sicherlich richtige Feststellung gerne ergänzen. Jede Reise beginnt auch damit, seinen Standpunkt genau zu kennen. Die Bestimmung deines Standortes, also deine Positionierung, ist unverzichtbar, damit dein Weg hin zu einer rundum erfolgreichen Praxis gelingen kann. Darum möchten wir dich gleich zu Beginn bitten, diese Fragen für dich selbst zu beantworten und die Antworten hier einzutragen:

Wo stehst du gerade jetzt mit deiner Praxis?

Bist du rundum zufrieden und denkst, es könnte gar nicht besser laufen?

Bist du so einigermaßen zufrieden und würdest gerne einiges verändern?

Oder bist du sogar so unzufrieden mit deiner Praxis, dass du gar nicht weißt, wo du mit den Veränderungen anfangen sollst?

Im bestmöglichen Fall betreibst du eine florierende Praxis, behandelst ausschließlich deine idealen Klienten, arbeitest mit deinen bevorzugten Therapiemethoden und erzielst dabei beeindruckende Ergebnisse. Nach deinem Praxistag kommst du voller Energie, Lebenslust und Begeisterung nach Hause. Du hast keine Existenzängste. Und du zeigst keine Anzeichen von Stress oder Burn-out. Es ist eine Win-win-Situation für alle Beteiligten. Für manchen Außenstehenden mag das wie ein Hollywoodmärchen klingen.

Im schlimmsten aller möglichen Fälle hat deine Praxis entweder generell zu wenige Klienten oder zu viele von den falschen. Falsche Klienten sind die, die nicht zu dir und deiner Persönlichkeit passen. Diese Klienten sind häufig unzufrieden, undankbar und verlangen immer mehr an Leistungen und Engagement deinerseits. Hier stimmt ganz einfach die Chemie nicht. Du selbst fühlst dich ausgebrannt und gestresst. Du stehst unter Druck und fragst dich, wie es weitergehen soll. Bis zum Burn-out ist es nur noch ein kleiner Schritt. Vielleicht machen sich bei dir auch Existenzängste und eine starke Unzufriedenheit bemerkbar. Ja, so stellt man sich die Hölle vor.

Die meisten Therapeuten werden sich irgendwo zwischen diesen beiden Polen einordnen. Ob du dich näher an der Idealvorstellung einer Praxis oder näher am Schreckens-Szenario siehst, das hängt stark von deinen eigenen Überzeugungen, deinen Glaubenssätzen und deinen Gedanken ab. Selbstverständlich möchtest du wie jeder Therapeut eine florierende Praxis mit zufriedenen Klienten, in der du nur mit deinen bevorzugten Therapien arbeitest. Und weißt du, was dir bei der Umsetzung hauptsächlich im Weg steht? Dein eigener Verstand!

Denn je nachdem, ob du dich mit Gedanken des Mangels oder mit Gedanken der Fülle beschäftigst, betrachtest du deine eigene Situation entweder voller Möglichkeiten und Chancen oder aber voller Risiken und Hindernisse. Wer zuerst an Mangel denkt, hat vielleicht Angst vor Umsatzverlusten, wenn er sein Therapieangebot laserscharf ausrichtet. Oder er hat Angst davor, Klienten zu verlieren, wenn er sich auf den idealen Klienten konzentriert. Wir haben dazu eine interessante Beobachtung gemacht. Alle Therapeuten mit einer gut laufenden Praxis und einer erfüllenden Tätigkeit, die also aus einem Bewusstsein der Fülle heraus handeln, praktizieren die laserscharfe Positionierung.

Unter **laserscharfer Positionierung** verstehen wir ein eng umgrenztes Therapieangebot und dazu die Konzentration auf den idealen Klienten. Die laserscharfe Positionierung beginnt meist damit, sich seiner Ängste bewusst zu werden, sich mit ihnen auseinander zu setzen, Vertrauen in sich selbst aufzubauen und sich seiner Ziele sowie seines Warums bewusst zu werden.

Ansatzpunkte für die laserscharfe Positionierung sind damit dein Therapieangebot, dein Profil eines idealen Klienten sowie deine innere Haltung als Therapeut. Schauen wir uns hierzu zunächst dein Therapieangebot an. Nach unserer Erfahrung bieten viele Therapeuten ein zu breites Spektrum an Therapien an. Doch je breiter gefächert dein Therapieangebot ist, umso schwieriger wird dir deine Positionierung gelingen. Klienten sind hier schnell verwirrt. Denn sie erkennen vor lauter therapeutischen Maßnahmen deren Nutzen nicht mehr. Wie gehen erfolgreiche Therapeuten hier vor? Anstatt eine breite Palette an Therapiemöglichkeiten anzubieten, konzentrieren sie sich auf eine bestimmte Therapieform.

Was Therapeuten von Köchen lernen können
Vergleichen wir einmal eine Praxis mit einem Restaurant. Wie viele Restaurants kommen dir spontan in den Sinn, wo du italienische, chinesische, mexikanische und griechische Speisen gleichermaßen genießen kannst? Nun, wahrscheinlich nicht viele. Der Grund ist ganz einfach, dass gute Restaurants und gute Köche laserscharf ausgerichtet sind. Beim Italiener genießt du eine gute Pizza und Pasta, beim Mexikaner Tacos und Fajitas, beim Thailänder rotes Curry und beim Chinesen süßsaures Hühnchen. Oder kannst du dir vorstellen, dass ein Pizzabäcker, nachdem er die Pizza in den Ofen geschoben hat, ein rotes Curry und danach noch eine Moussaka herrichtet? Oder wie oft hast du einen mexikanischen Koch nach dem Zubereiten einer Guacamole beim Braten eines Wiener Schnitzels beobachtet? Auf so eine verrückte Idee kommt vermutlich niemand.

Warum glauben aber dann Therapeuten, dass sie, nur als Beispiel, neben Akupunktur auch noch Massagen, Geistheilen und Hypnose anbieten müssen? Denn im Grunde genommen besteht zwischen einem Restaurant und einer Praxis, was die laserscharfe Positionierung angeht, kaum ein Unterschied. Und deshalb ist für eine laserscharfe Positionierung ein eng umgrenztes Therapieangebot essenziell. So beschränken sich die erfolgreichsten Therapeuten auf ein einziges Therapieangebot und erreichen so eine laserscharfe Positionierung.

Wenn sich dein Verstand gegen diese Form der laserscharfen Positionierung sträubt, bist du in guter Gesellschaft. Denn für den Verstand ist das Ausdünnen deines Therapieangebotes ein geschäftsschädigender Schachzug. Wenn es dir nicht gleich gelingt, deine Ängste zu überwinden und genug Vertrauen in dich selbst aufzubauen, haben wir eine Hintertür für dich offen. Du praktizierst dann zwar weiterhin, um bei unserem Beispiel zu bleiben, Akupunktur, Massagen, Geistheilen und Hypnose. Aber für dein Angebot wählst du, eben als Hintertür, einen Sammelbegriff für alle die genannten Therapien. Um diesen Sammelbegriff zu finden, helfen dir Fragen wie:
- Welches Therapieziel verfolge ich?
- Welches ist das häufigste Resultat, das meine Klienten erreichen?
- Welche Gemeinsamkeiten haben alle meine Therapieangebote?

Aus den Antworten kreierst du den Sammelbegriff, unter dem du deine Therapien ab sofort anbietest.

Alle Vorteile für deine Klienten in einem Wort zusammengefasst

Was genau ist hier der Unterschied? Du hast künftig kein breit gefächertes Therapieangebot mehr, sondern du vermarktest dein Angebot unter einem laserscharfen Sammelbegriff. Schließlich kommen deine Klienten nicht wegen einer bestimmten Therapie zu dir, sondern wegen eines bestimmten Resultats, dass sie von der Anwendung einer Therapie erwarten. Schauen wir uns als nächsten Ansatzpunkt für deine laserscharfe Positionierung an, wie du dir deinen idealen Klienten vorstellst. Kannst du das Profil deines idealen Klienten beschreiben? Mit anderen Worten: Kennst du deine Zielgruppe? Oder bist du eher der Meinung, dass dein Angebot jedem helfen kann? Dein Verstand spielt auch hier wieder das Spiel des Mangeldenkens mit dir. Er möchte dir weismachen, dass die

Ausrichtung auf eine genau definierte Zielgruppe mit dem Verlust von Klienten verbunden ist. Dabei ist genau das Gegenteil der Fall.

Nehmen wir als Beispiel für eine laserscharfe Positionierung einen Therapeuten, der für sich die Bezeichnung „Klettertherapeut" als Sammelbegriff gewählt hat und sich nach außen auch so bezeichnet. Dieser Therapeut hat seine Zielgruppe klar definiert. Er möchte Menschen helfen, die den Klettersport lieben. Er hat herausgefunden, dass viele Sportkletterer Angst vor der Höhe oder vor Stürzen haben. Diese Probleme möchte er mit seinem Therapieangebot lösen, ohne sich auf eine bestimmte Methode festzulegen. Da er selbst auch klettert, ist er über seine Zielgruppe bestens informiert und außerdem für diese authentisch und glaubwürdig. Wen wird deiner Meinung nach ein Sportkletterer mit Angstproblemen aufsuchen? Irgendeinen Therapeuten oder diesen Klettertherapeuten? Und wie einfach wird für diesen Therapeuten wohl das Marketing für die Zielgruppe der Sportkletterer sein? Dieses kleine Beispiel zeigt dir, wie wirksam laserscharfe Positionierung in Bezug auf deine Klientengewinnung sein kann.

Der dritte und letzte Ansatzpunkt für deine laserscharfe Positionierung ist deine eigene innere Haltung. Deine innere Ausrichtung bestimmt deinen Erfolg. Erfolgreiche Therapeuten richten ihren Fokus laserscharf auf ihre Vision statt auf die Realität. Was bedeutet das? Erfolgreiche Therapeuten richten ihren Fokus, mitunter unbewusst, auch in schwierigen Zeiten stets auf ihr angestrebtes Ziel. Selbst wenn ein Monat einmal nicht wie erwartet läuft oder sich manche Klienten kritisch zu ihrem Angebot äußern, verlieren sie ihre Ziele nie aus den Augen. Weniger erfolgreiche Therapeuten dagegen haben ihren Fokus auf die aktuelle Situation gerichtet. Sie werden so immer wieder die gleichen Ergebnisse erzielen. Denn ihre Situation haben sie durch bewusste wie unbewusste Überzeugungen und Handlungen selbst herbeigeführt. So lange, wie sie ihre innere Ausrichtung nicht verändern und sie sich über ihre momentane Realität den Kopf zerbrechen, sorgen sie selbst für eine ständige Wiederholung ihrer Ergebnisse. Im Gespräch hören wir dann immer wieder Aussagen wie „Ich habe nicht genug Klienten.", „Meine Klienten fordern immer mehr von mir.", „Meine Praxis läuft überhaupt nicht." oder „Ich fühle mich ausgebrannt."

Schauen wir uns die unterschiedlichen Denkweisen von erfolgreichen und weniger erfolgreichen Therapeuten an einem Beispiel an. Jeder Therapeut kann in die Situation kommen, dass er nicht die Klienten anzieht, die seiner Idealvorstellung entsprechen. Wie antworten Therapeuten, die ihren Fokus auf die aktuelle Situation richten, auf die Frage, wie ihre Praxis läuft? Sie antworten etwa „Ich habe einfach nicht genug von den richtigen Klienten." Diese Haltung führt leicht zu weiteren destruktiven Gedankenmustern und Zweifeln wie „Ich vestehe nicht, warum ich immer solche Klienten anziehe." oder „Was mache ich falsch?". Wie gehen dagegen Therapeuten mit einer laserscharfen Ausrichtung auf ihre Vision mit der gleichen Situation um? Sie antworten auf die Frage, wie ihre Praxis läuft, etwa so: „Im Moment scheint es, dass ich eher unpassende Klienten habe. Doch ich bin mir sicher, dass sich das bald ändern wird." Sie zerbrechen sich nicht den Kopf über das Warum. Und sie nähren auch nicht die momentane Realität, indem sie genau darüber sprechen. Stattdessen stellen sie sich die Frage: „Was will mir dieser Umstand zeigen?"

Vielleicht kennst du das Modell des Quantenfeldes. Es besagt, dass alle möglichen Varianten gleichzeitig und bereits jetzt existieren. Denken wir noch einmal zurück an den bestmöglichen Fall einer florierenden Praxis und den schlimmsten Fall einer schlecht laufenden Praxis. Was hat das mit deinem Erfolg und deiner laserscharfen Positionierung zu tun? Hierzu möchten wir dir drei Gedanken mit auf den Weg geben.

- Du hast bereits jetzt die Wahl.
- Du kannst dich hier und jetzt für eine erfolgreiche Praxis entscheiden.
- Du kannst hier und jetzt die Entscheidung treffen, wie du dich laserscharf positionieren möchtest.

Wichtige Fragen zu deiner laserscharfen Positionierung

Beantworte die folgenden Fragen unbedingt schriftlich. Du arbeitest so automatisch intensiver daran und hast jederzeit die Möglichkeit, deinen Fortschritt zu beobachten.

Wie zufrieden bist du mit deiner Situation? Wie bewertest du deine Zufriedenheit auf einer Skala von 1 bis 10?

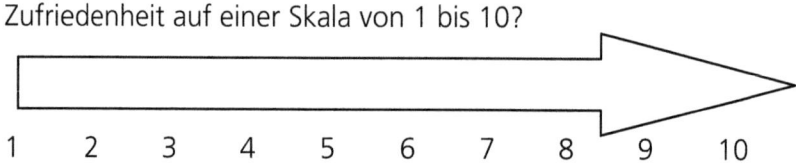

1   2   3   4   5   6   7   8   9   10

Wo stehst du selbst zwischen dem Idealzustand einer Praxis und dem Schreckens-Szenario? Markiere deinen Standpunkt.

Idealzustand Schreckens-

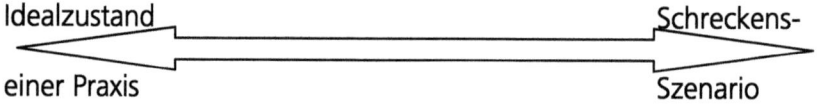

einer Praxis Szenario

Welche Ängste halten dich davon ab, dich laserscharf zu positionieren?

Angenommen, wir lernen uns auf einer Zugfahrt kennen und kommen ins Gespräch über unsere Berufe. Wie beschreibst du uns dein aktuelles Therapieangebot?

Die Beantwortung der folgenden Fragen wird dir helfen, einen laserscharfen Sammelbegriff für dein Therapieangebot zu finden:

Welches Therapieziel verfolgst du?

Welches ist das häufigste Resultat, das deine Klienten erreichen?

Welche Gemeinsamkeiten haben alle deine Therapieangebote?

Angenommen, du triffst einen guten Freund auf der Straße. Was antwortest du ihm auf seine Frage „Wie läuft deine Praxis?"

Für welche fünf Dinge bist du heute dankbar?

Wer profitiert am meisten von deiner Arbeit?
Oder: Wer ist dein idealer Klient?
Warum ist es so wichtig für dich, dass du deinen idealen Klienten kennst? Wie beschreibst du deinen idealen Klienten? Warum hilft dir diese Beschreibung, dein Marketing effizienter zu gestalten?

Viele Therapeuten sind der Meinung, dass sie sich ihre idealen Klienten nicht aussuchen können. Sie sind oft schon froh, überhaupt so viele Klienten zu haben, dass sie mit ihrer Praxis so einigermaßen über die Runden kommen. Sich ihre Klienten auszusuchen bedeutet in ihren Augen den direkten Weg in den Ruin. Die Angst, dass zu wenige Klienten übrig bleiben, wenn man sich diese gezielt aussucht, ist auf der verstandesmäßigen Ebene durchaus nachvollziehbar. Genau deshalb versuchen so viele Therapeuten, mit ihrem Therapieangebot alle Menschen anzusprechen. Nicht zuletzt, weil sie von ihrem Therapieangebot überzeugt sind und wollen, dass so viele Menschen wie nur möglich hiervon profitieren.

Wenn du dich in diesen Schilderungen wiederfindest, solltest du dich jetzt zurücklehnen und ruhig ein- und ausatmen. Bist du bereit für die Wahrheit? Gut. Du wirst mit deinem Therapieangebot niemals alle Menschen ansprechen. Lass diesen Satz auf dich wirken, ohne ihn zu werten. **Du wirst mit deinem Therapieangebot niemals alle Menschen ansprechen.** Dies gilt unabhängig davon, welche Therapie du anbietest. Du wirst immer nur eine bestimmte Zielgruppe ansprechen.

Deine Zielgruppe schränkst du bereits mit der Entscheidung zu deinem Therapieangebot ein. Denn nicht jede Therapie, so gut sie auch sein mag, ist für jedermann gleichermaßen geeignet. Weitere Kriterien für die Eingrenzung deiner Zielgruppe sind deine persönlichen Vorlieben sowie deine Preisgestaltung. Vor allem ist aber deine persönliche Lebensgeschichte ausschlaggebend. Deine Lebensgeschichte bestimmt deine Anziehungskraft. Ein einfaches geistiges Gesetz besagt: **Wir ziehen immer das an, was wir sind.** Wer dein idealer Klient ist, hängt also auch stark davon ab, wer du bist und welche Werte dir in deinem Leben wichtig sind.

Praxen, die sich auf ihre idealen Klienten konzentrieren, sind nicht nur erfolgreicher und bringen ihrem Inhaber einen höheren Ertrag. Ein weiterer wichtiger Punkt, warum es sich lohnt, dass du dich auf deine idealen Klienten konzentrierst, ist die Begrenztheit deines Werbebudgets. Denn die Beschreibung deines idealen Klienten hilft dir enorm, deine Marketing-Strategie zu vereinfachen und damit Kosten zu sparen. Alle Menschen anzusprechen funktioniert nur mit einem sehr großen Werbebudget. So etwas können sich heute nur noch Großunternehmen erlauben. Wie oft bist du in letzter Zeit an einer Werbetafel eines großen Fastfood-Anbieters vorbeigefahren oder hast einen Werbeclip eines bekannten Computer-Herstellers im Fernsehen gesehen? Wenn es dir so geht wie den meisten Menschen, kannst du dich schon gar nicht mehr genau daran erinnern. Wahrscheinlich hat dich diese Werbung auch nicht motiviert, das nächste Fastfood-Restaurant oder den nächsten Computer-Store aufzusuchen. Die Streuverluste bei dieser Art von Werbung sind also extrem hoch. Die Suche nach Kunden gleicht hier der Suche nach der berühmten Stecknadel im Heuhaufen. Für Einzelunternehmer ist diese Form der Werbung nicht zu finanzieren und damit uninteressant.

So lernst du jetzt deinen idealen Klienten kennen
Effektive Werbemaßnahmen setzen also voraus, dass du deinen idealen Klienten kennst. Hierzu möchten wir dir ein Beispiel geben. Nehmen wir an, du bist Massage-Therapeutin. Bevor du dich für die Ausbildung zur Massage-Therapeutin entschieden hast, hast du selbst jahrelang an unerträglichen Rückenschmerzen gelitten. Alle Therapieansätze sind gescheitert, bis du dich auf der Liege eines bestimmten Therapeuten wiedergefunden hast und die Schmerzen immer mehr nachgelassen haben. Heute bist du schmerzfrei und linderst die Rückenprobleme anderer Menschen.

Deine persönliche Geschichte spielt also eine große Rolle für die Anziehungskraft auf deine idealen Klienten. Für jemanden, der an

Rückenschmerzen leidet, bist du sozusagen ein Vorbild, weil du den Schritt in die Schmerzfreiheit gemeistert hast. Dies macht dich zu einer Expertin für die Behandlung von Rückenschmerzen. Dein idealer Klient könnte z. B. eine Frau im Alter zwischen 40 und 50 Jahren sein, die an chronischen Rückenschmerzen leidet. Du kannst nun deine Werbemaßnahmen gezielt auf diese Person ausrichten anstatt zu versuchen, ziellos alle Menschen anzusprechen. Das Wissen um deinen idealen Klienten ermöglicht dir, laserscharfe Begriffe wie „Linderung von chronischen Rückenschmerzen", „Haltung wie eine Eins" oder „Starker Rücken" anstatt schwammiger Begriffe wie „Massage für alle", „Klassische Massage" oder „Massage zur Linderung von Beschwerden" zu verwenden. Zudem kannst du deine Werbemittel gezielt dort einsetzen, wo sich deine Zielgruppe aufhält. Selbstverständlich schließt die Definition deines idealen Klienten das Therapieren anderer Menschen nicht aus. Um bei unserem Beispiel zu bleiben, musst du einem Mann, der an chronischen Nackenverspannungen leidet, nicht den Zugang zur deiner Praxis verwehren oder eine 25-jährige Frau an eine andere Therapeutin weiterempfehlen. Ganz im Gegenteil, du wirst trotz deiner laserscharfen Ausrichtung auf den idealen Klienten auch in Zukunft Klienten behandeln, die nicht diesem Ideal entsprechen. Und das ist völlig in Ordnung so.

Bist du bereit, jetzt deinen idealen Klienten kennenzulernen? Also gut, fangen wir an. Wir werden dich nun in fünf Schritten begleiten, deinen idealen Klienten zu definieren.

Schritt 1 lautet: **Du kannst dich jetzt für deinen idealen Klienten entscheiden.** Das Modell des Quantenfeldes haben wir dir schon im ersten Kapitel vorgestellt. Experten bezeichnen das Quantenfeld gerne auch als ein Feld von unendlichem Potenzial. Du weißt bereits, dass sowohl die Variante einer erfolgreichen Praxis wie auch die einer nicht-erfolgreichen Praxis bereits jetzt für dich existieren. Es sind allein deine Gedanken, Gefühle und Handlungen, die dafür sorgen, dass entweder die eine oder die andere Variante zur Realität wird. Genau so verhält es sich auch mit deinen jetzigen Klienten und deinen idealen Klienten. Entscheide dich also jetzt für die Variante des idealen Klienten.

Schritt 2 heißt **Akzeptanz**. Solange, wie du deine aktuellen Lebensumstände, und dazu zählt auch deine Praxis, nicht akzeptierst, lebst du in einem inneren Zwiespalt. Ein Vorankommen ist in so einer Situation äußerst kräftezehrend. Bevor du deinen idealen Klienten definierst und für dich gewinnst, ist es sehr wichtig, dass du deine jetzigen Klienten akzeptierst. Diese Akzeptanz gelingt mit dem Gefühl der Dankbarkeit.

Und damit sind wir auch schon bei **Schritt 3**. Dieser heißt **Dankbarkeit**. Vielleicht kennst du den englischen Schriftsteller William Law. Law beschreibt Dankbarkeit sogar als den kürzesten und sichersten Weg zu Erfolg und Vollkommenheit. Nur wer für **alle** Dinge, also auch unerwartete Stolpersteine, dankbar ist, so Law, kann solche Herausforderungen in Chancen verwandeln. Unsere Erfahrung zeigt, dass viele Menschen kaum bereit sind, für unerwünschte Dinge und Umstände ein Gefühl der Dankbarkeit zu entwickeln. Law hingegen betrachtet diese Art der Dankbarkeit gleich wichtig wie die Dankbarkeit für erwünschte Lebenssituationen. Für Law ist Dankbarkeit in jeder Hinsicht der schnellste Weg zum Erfolg. Übe dich deshalb in Dankbarkeit. Hiermit richtest du deinen Fokus automatisch auf Erfolg und öffnest dich für neue Möglichkeiten.

Was verstehen wir unter Dankbarkeit? Dankbarkeit wird oft mit dem verbalen Ausdruck „danke" gleichgesetzt. Ein Mensch, der nicht „danke" sagt, gilt als undankbar. In Wahrheit ist Dankbarkeit jedoch ein Gefühl und nicht nur ein verbaler Ausdruck. Sicherlich hast du selbst schon einmal erlebt, dass sich eine Person verbal bedankt, aber unbewusst eine andere Nachricht übermittelt hat. Bei vielen Menschen ist das Gefühl der Dankbarkeit in Vergessenheit geraten. Wenn du dies auch gerade für dich feststellst, können wir dich beruhigen. Mit etwas Übung wirst du dieses Gefühl leicht wieder für dich entdecken.

Wir laden dich hierzu zu einer kurzen Übung ein. Nimm eine Hand und lege sie auf dein Herz. Atme ein paar Mal tief durch und denke an ein Ereignis, das dich besonders erfreut hat. Wenn dir nichts einfällt, kannst du auch an deinen Partner, deine Kinder oder Haustiere denken. Spüre, wie dein Herz sich öffnet. Das Ziel ist, dass du sowohl bei den positiven wie auch den negativen Aspekten eines Erlebnisses oder Eigenschaften einer Person ein Gefühl der Dankbarkeit empfindest. Wenn dir dies nicht auf Anhieb gelingt, lasse es gut sein und wiederhole die Übung, bis du es schaffst. Sei geduldig mit dir selbst, denn so, wie du nicht von heute auf morgen 10 kg abnehmen kannst, wird auch diese Veränderung etwas Zeit in Anspruch nehmen.

Diese Übung zur Dankbarkeit ist wichtig für **Schritt 4**, die **Definition deines jetzigen Klienten**. Nimm hierzu die Tabelle am Ende dieses Kapitels zur Hilfe. In der linken Spalte **Mein jetziger Klient** trägst du dessen Eigenschaften ein. Nimm dir einige Minuten Zeit, zehn Eigenschaften deines jetzigen Klienten aufzuschreiben. Notiere dabei sowohl positive wie auch negative Dinge.

Schauen wir uns hierzu ein konkretes Beispiel an: *Meine jetzige Klientin ist sehr freundlich, freut sich immer sehr auf die Behandlung mit mir, kommt aber oft zu spät und macht keine nennenswerten Fortschritte. Sie dreht sich im Kreis und setzt meine Ratschläge nur bedingt um. Ihre Bereitschaft, sich zu wandeln und die volle Verantwortung für ihre Situation zu übernehmen, ist mangelhaft. Im Anschluss an die Therapie fällt sie immer wieder in ihre alten Verhaltensmuster zurück. Sie ist ziellos und sieht sich als Opfer Ihres Schicksals.*

So, nun bist du erst einmal dran. Halte zehn Eigenschaften deines jetzigen Klienten fest. Lies bitte nicht weiter, bis du alle zehn Eigenschaften notiert hast. Gehe anschließend die Liste noch einmal durch und kennzeichne die einzelnen Punkte mit einem Plus oder Minus. Das Plus steht für erwünschte und das Minus unerwünschte Eigenschaften deines jetzigen Klienten. Lies bitte nicht weiter, bis du alle Eigenschaften mit einem Plus oder Minus gekennzeichnet hast.

Als Nächstes wendest du das Gesetz der Dankbarkeit auf diesen, deinen jetzigen Klienten an. Du bist am Ziel, wenn es dir gelingt, dass du sowohl bei den positiven wie auch bei den negativen Eigenschaften deines jetzigen Klienten ein Gefühl der Dankbarkeit empfindest. Wenn dir dies heute nicht auf Anhieb gelingt, wiederhole diese Übung in den nächsten Tagen einfach noch ein paar Mal.

Kommen wir nun zum **fünften** und wichtigsten Schritt, der **Definition deines idealen Klienten**. Beschreibe die Persönlichkeit deines idealen Klienten so genau wie möglich. Wir haben hierzu in der rechten Spalte der Tabelle einige Fragen für dich vorbereitet.

Wenn du möchtest, kannst du in Zeitschriften nach einem Foto suchen, das der idealen Person am nächsten kommt und es in dieses Buch kleben. Nimm dir die nötige Zeit, deinen idealen Klienten so genau wie möglich zu beschreiben.

Dein idealer Klient

Mein jetziger Klient/ Eigenschaften	Mein idealer Klient/ Profil
	Wie lautet sein Name?
	Welches Geschlecht hat er?
	Wie alt ist er/ sie?
	Was ist sein/ ihr Beruf?
	Wo steht er/ sie im Leben?
	Ist er/ sie verheiratet?
	Lebt er/ sie in einer Beziehung?
	Hat er/ sie Kinder?
	Welches ist seine/ ihre Lieblingslektüre?
	Welche Lieblings-TV-Sendungen hat er/ sie?

	Wo wohnt er/ sie?
	Wie lässt sich sein/ ihr Umfeld beschreiben?
	Wie hoch ist sein/ ihr jährliches Einkommen?
	Welche Probleme hat er/ sie?
	Was raubt ihm/ ihr nachts den Schlaf?
	Welche Wünsche hat er/ sie?
	Was sind seine/ ihre Wertvorstellungen?
	Wie verhält er/ sie sich dir gegenüber?
	Welche Voraussetzungen für eine Therapie bringt er/ sie mit?

	Wie ist er/ sie auf dich aufmerksam geworden?
	Warum entscheidet er/ sie sich gerade für dein Therapieangebot?

Kennst du schon deine Traumpraxis?

Deine laserscharfe Positionierung und die Beschreibung deines idealen Klienten dienen demselben Ziel. Du möchtest deine Praxis nachhaltig wirtschaftlich erfolgreich aufstellen und dabei persönlich wachsen. Kurz, du möchtest eine florierende Praxis führen. Mit deiner Fokussierung auf ein laserscharfes Therapieangebot und deinen idealen Klienten hast du deinem Unterbewusstsein den Auftrag erteilt, mehr ideale Klienten anzuziehen. Auch wenn du beide Aufgaben konsequent umgesetzt hast, kann es sein, dass der angestrebte Erfolg zunächst ausbleibt.

Sollte dies auf dich zutreffen, ist es ein Hinweis darauf, dass sich deine inneren Bilder noch nicht im Einklang mit deinen Zielen befinden. Ein einfacher Grundsatz lautet: **Energie fließt dahin, worauf die Aufmerksamkeit ruht.** Du wünschst dir eine erfolgreiche Praxis, hast aber ständig das Bild einer leeren Praxis vor Augen? Dann wird die Energie in Richtung der leeren Praxis fließen. Sehr wahrscheinlich wird dein Verstand jetzt einwenden „Schön und gut, aber wie soll ich mir denn eine erfolgreiche Praxis vorstellen, wenn es in der Realität ganz anders ist?" Diese Reaktion ist völlig normal. Schauen wir uns dazu doch einmal kurz an, was die Aufgabe deines Verstandes ist. Dein Verstand hat nur die eine Aufgabe, dein Überleben zu sichern. Dazu gehört, dass er versucht, dich an Ort und Stelle zu halten. Denn wo kann es schließlich sicherer sein, als im bekannten Terrain? Betrachte deine Reaktion also ruhig als ein Erbe der Steinzeit, als hinter jeder Bergkuppe große unbekannte Gefahren lauern konnten.

Damit sich der von dir gewünschte Erfolg also einstellen kann, musst du zuerst die Vorstellung deiner Traumpraxis in deinem Unterbewusstsein verankern. Sehr wahrscheinlich wird dein Verstand hier zunächst Widerstand leisten. Mit etwas Geduld wird es dir aber gelingen, deinen Verstand zu überlisten. Du wirst dir das, was du erschaffen möchtest, immer besser und genauer vorstellen können. Die Vorstellung deiner idealen Praxis zu entwickeln ist ein Prozess und gelingt nicht von heute auf morgen. Die regelmäßige Wiederholung ist dabei ein wichtiger Schlüssel zum Erfolg.

Die einfache Aufforderung, dass du dir jetzt deine Traumpraxis vorstellen sollst, wird dich deinem Ziel kaum näher bringen. Warum ist das so? Diese Aufgabenstellung ist sehr unspezifisch, so dass du auch nur eine sehr ungenaue Vorstellung entwickeln kannst. Dies ist vergleichbar mit einem Scheinwerfer mit einem riesigen Spektrum. Er erhellt die vor ihm liegende Umgebung flächendeckend, aber nicht laserscharf. Könntest du so einen Scheinwerfer nutzen, um ein bestimmtes Objekt zu betrachten? Sicherlich nicht. Die Details, auf die es dir ankommt, würden mit so einem Scheinwerfer nicht ausreichend hervorgehoben. Der Lichtstrahl wäre dazu viel zu schwach. Selbstverständlich würdest du eine Leuchte benutzen, die das Licht in einem konzentrierten Strahl auf dein Objekt richtet. Für das Bild deiner idealen Praxis gilt genau dieselbe Gesetzmäßigkeit. Es geht darum, dass du ein genaues Bild deiner Traumpraxis verinnerlichst.

<u>Hierzu ein kurzes Beispiel:</u> Denke jetzt bitte nicht an eine weiße Katze, die auf einem roten Sofa liegt. Was hast du vor deinem inneren Auge gesehen? Genau, eine weiße Katze, die auf einem roten Sofa liegt. Das liegt daran, dass unser Gehirn gewissermaßen nur mit „ja" antworten kann. Es kann mit ungenauen oder verneinenden Aussagen nichts anfangen. Dies ist auch der Grund, warum Anti-Kriegs-Demonstrationen, Anti-Drogen-Kampagnen oder Krankheitsprophylaxen wenig sinnvoll sind. Hier ist die Aufmerksamkeit genau auf die Dinge gerichtet, die man verhindern möchte. In diesen Beispielen also Krieg, Drogen und Krankheit. Unser Gehirn kann schlicht und einfach nicht zwischen einer erwünschten und einer unerwünschten Sache unterscheiden. Mit Sicherheit kennst du diese Gesetzmäßigkeit bereits. Aber wendest du sie auch bewusst an?

Wie wichtig es ist, eine genaue Vorstellung zu vermitteln, erlebst du vermutlich tagtäglich im Umgang mit deinen Klienten. Nehmen wir einmal an, du wärst Masseur, Physiotherapeut oder manueller Therapeut und möchtest deinem Klienten eine Triggerpunkt-Massage vorschlagen, um seine Verspannungen zu behandeln. Sehr wahrscheinlich hat er nur eine sehr vage Vorstellung davon, was ihn erwartet. Möglicherweise kann er mit diesem Begriff auch überhaupt nichts anfangen. Wo fließt nun seine Energie hin? Sicher nicht in ein klar definiertes Bild der Triggerpunkt-Massage. Vielleicht geht seine Energie sogar in die Abwehr, weil er Angst vor dem Unbekannten hat. Ganz anders sieht es aus, wenn du dem Klienten hilfst, eine genaue Vorstellung von dem zu bekommen, was ihn erwartet. Du sagst etwa: „Ihre Nackenmuskeln sind so sehr verspannt, dass sich die kleinste Kopfbewegung wie das Spannen von Drahtseilen anfühlen muss. Die Schmerzen werden vermutlich in den Kopf, in die Arme und den Rücken ausstrahlen. Um Ihnen zu helfen, werde ich behutsam den rechten und linken Nackenmuskel ertasten, bis ich eine knotenartige Verhärtung finde. Dann drücke ich mit meiner Daumenspitze vorsichtig auf den verhärteten Knoten und bewege diesen kreisförmig, bis sich die Verspannung allmählich löst." Nun kann sich dein Klient die Triggerpunkt-Massage vorstellen und seine Energie darauf richten, sich auf diese Art helfen zu lassen.

Der Unterschied zwischen der ersten und der zweiten Beschreibung liegt in der Spezifizierung. Damit sich dein Gehirn deine Ziele vorstellen und später erschaffen kann, bedarf es klar definierter Bilder. Dein erstes Ziel sollte deshalb sein, eine Vorstellung von deiner idealen Praxis zu entwickeln, die völlig losgelöst ist vom jetzigen Zustand. Dieses Bild sollte dabei so detailliert wie nur möglich sein. Beziehe also auch die Farbe der Stühle im Wartezimmer, die Bilder an den Wänden oder den Geruch der Praxisräume in dein inneres Bild mit ein. Dein inneres Bild von deiner idealen Praxis wird dich deinem persönlichen Erfolg ein großes Stück näher bringen.

Gestatte uns an dieser Stelle eine etwas provozierende Aussage: **Du bist für deinen Erfolg wie auch für deinen Misserfolg selbst verantwortlich.** Manche Menschen reagieren an dieser Stelle mit Abwehr. In ihren Augen sind es die Fehler der anderen Menschen oder einfach die Situation, die ihren Erfolg verhindern. Bestimmt kennst du auch Menschen, die überzeugt sind, die Wirtschaftskrise, der falsche Standort oder ihre zu geringe Erfahrung seien verantwortlich für ihren Misserfolg. Man kann solchen Menschen daraus keinen Vorwurf machen. Aus ihrer Perspektive betrachtet, sind sie sogar im Recht. Die Realität entspricht auch hier der Verwirklichung ihrer Überzeugungen. Du aber darfst dich an dieser Stelle über deinen Wissensvorsprung freuen, dass dein Erfolg eng mit deinen richtigen inneren Bildern zusammenhängt.

Nun ist der richtige Moment, dass du dir deine Traumpraxis vorstellst. Unsere Fragen helfen dir dabei. Stell dir deine Praxis bitte so detailliert wie nur möglich vor.

1. Wo befindet sich deine Traumpraxis?

2. Wie groß ist deine Praxis bzw. wie sieht der Grundriss aus?

3. Wie sieht die Innenausstattung aus?

4. Wieviele Stunden arbeitest du pro Woche?

5. Arbeitest du alleine oder in einer Praxisgemeinschaft?

6. Was zeichnet deine Praxis aus? Was macht sie einzigartig?

7. Welche Klienten kommen in deine Praxis?

8. Auf welchen Wegen finden deine Klienten zu dir?

9. Welche Praxisleistungen bietest du an?

Sobald du dir deine ideale Praxis im Detail vorstellen kannst, ist es essenziell, dass du diese Bilder in dein Unterbewusstsein brennst. Dies gelingt dir am besten mit regelmäßiger Wiederholung. Die beiden Methoden, die wir dir nun vorstellen, sind eine hervorragende Unterstützung, um die den Erfolg bringenden Bilder in deinem Unterbewusstsein zu verankern. Für die Erstellung eines Vision Board oder Zielposters suchst du Bilder in Zeitschriften, um deine Vorstellungen bildhaft zu untermauern. Schneide die Bilder aus und klebe sie auf ein großes Posterblatt. Betrachte dieses Poster täglich und fühle, wie die Verwirklichung deiner Ziele voranschreitet. Je regelmäßiger du diese Bilder verinnerlichst, desto rascher vollzieht sich die Umprogrammierung deiner Innenwelt.

Bei **Mind Movies** handelt sich um das weltweit genialste Werkzeug, das wir kennen, um Erfolg in allen Bereichen des Lebens zu erreichen. Die äußerst benutzerfreundliche Software ermöglicht dir, mit ein paar Mausklicks Bilder, Affirmationen und Musik zu einem bewegenden und erfolgbringenden Film zusammenzufügen. Dies ist der erste Schritt, um deine Ziele fest in deinem Unterbewusstsein zu verankern. Im Anschluss schaust du dir das Video jeden Tag zweimal an, bis sich deine Ziele verwirklicht haben. Es geht aber nicht allein darum, dass du in eine positive Stimmung kommst. Du wirst zugleich auch zu gezielten Handlungsschritten animiert, die deine Visionen Realität werden lassen. Jedes erreichte Etappenziel wird dich inspirieren, die nächsten Schritte zu unternehmen. Hier ist der Link zu Mind Movies: http://tinyurl.com/k3axcbk.

Was steht deinem Erfolg jetzt noch im Weg?
So erkennst du die verborgenen Erfolgshemmer.

Du weißt nun, wie du dir deinen idealen Klienten und deine ideale Praxis bildlich vorstellen kannst. Du weißt also genau, wohin du willst. Aber kennst du auch deinen Startpunkt? Kannst du ebenso sicher beschreiben, wo du dich gerade befindest?

In diesem Kapitel werden wir uns damit befassen, warum dein Unterbewusstsein überhaupt nicht möchte, dass du deinen Startpunkt so genau kennst. Doch wenn du erfolgreich sein willst, musst du nicht nur wissen, wohin du willst. Du musst auch wissen, wo du dich gerade befindest. Stell dir dazu einmal als Szenario vor, du würdest irgendwo in der Wüste ausgesetzt. Als einziges Hilfsmittel gibt man dir eine Landkarte und sagt dir, dass dein Ziel die Stadt Kairo ist. Wenn du nun die Koordinaten deines Startpunktes nicht kennst, wirst du trotz der Karte Kairo nie erreichen. Nur wenn man dir neben dem Ziel auch deinen aktuellen Standort nennt, kannst du die Reise zielstrebig starten.

Nach unserer Erfahrung wissen die meisten Menschen, welche Richtung sie einschlagen möchten. Dabei geht es nicht darum zu wissen, wo du in fünf oder zehn Jahren sein möchtest. Es reicht völlig aus, dass du nicht länger in deiner momentanen Situation leben möchtest. Wenn du zum Beispiel nicht genügend Klienten hast, reicht es, wenn du deine neue Richtung beschreibst mit „Ich möchte eine Fülle an Klienten haben."

Eine Beschreibung ihres aktuellen Standortes fällt den meisten Menschen hingegen deutlich schwerer. Tatsächlich wird dieser wichtige Punkt sogar von deinem Unterbewusstsein bekämpft. Denn dein Unterbewusstsein hat die Aufgabe, dich in deiner gewohnten Umgebung und damit an deinem aktuellen Standort zu halten. Es möchte nicht, dass du losgehst und eine neue Richtung einschlägst. Natürlich möchte dein Unterbewusstsein dich nicht ärgern oder einfach so deinen Durchbruch verhindern. Dein Unterbewusstsein möchte dich vielmehr vor Gefahren bewahren. So sehr dir selbst auch deine jetzige Situation missfallen mag, für dein

Unterbewusstsein bedeutet sie Stabilität und Sicherheit. Und diese Stabilität und Sicherheit verteidigt dein Unterbewusstsein mit ganzer Kraft.

Dabei könnte dir dein Unterbewusstsein deinen jetzigen Standort vermitteln und du würdest mit Leichtigkeit deine neue Richtung einschlagen und dein Ziel sicher erreichen. Aber natürlich weißt du aus eigener Erfahrung, dass es in den meisten Fällen so nicht passiert. Denke nur einmal zurück an eine Veränderung in deinem Leben. Rückblickend erkennst du wahrscheinlich die positiven Seiten, doch wie hast du dich während der Veränderung gefühlt? Mit großer Wahrscheinlichkeit haben sich Widerstand, Ängste und ein Gefühl der Unsicherheit in deinem Bewusstsein breit gemacht. Das ist nicht erstaunlich, denn dein Unterbewusstsein möchte dich verwirren und schafft es, einen angestrebten Richtungswechsel zu einem großen Unterfangen zu machen.

Schau dir deinen Standort doch einmal unter dem Aspekt deiner monatlichen finanziellen Verpflichtungen an. Diese finanziellen Verpflichtungen bist du von deinem jetzigen oder einem vergangenen Standort aus eingegangen. Dies zu verstehen ist wichtig für das Verständnis des gesamten Kapitels. Du selbst bist diese Verpflichtungen eingegangen und befindest dich in Resonanz mit diesem Geldbetrag. An diesem Punkt versucht dein Unterbewusstsein auch schon, dich zu verwirren.

Deine monatlichen Verpflichtungen sind gleichzusetzen mit den Zahlungen, die du im laufenden Monat leisten musst. Das mag zunächst banal klingen. Aber dein Unterbewusstsein geht nun hin und bezieht deine sämtlichen Schuldverpflichtungen sowie Ausgaben für zukünftige Investitionen und Anschaffungen mit ein. Dein Verstand sagt dann etwa „Ich kann mir die Fortbildung derzeit gar nicht leisten. Denn ich habe noch diesen Autokredit und in einem halben Jahr will ich ein neues Gerät für meine Praxis anschaffen."

Merkst du, wie geschickt dein Unterbewusstsein hier versucht, dich von deinem aktuellen Standort abzubringen? Schließlich musst du weder dein Auto noch die anstehende Investition für die Praxis in einer Summe bezahlen. Das heißt, der Gesamtbetrag ist für die Frage, was dir monatlich zur Verfügung steht, ziemlich uninteressant.

Mit diesem Trick verfolgt dein Unterbewusstsein einen doppelten Zweck. Erstens möchte es deine unbefriedigende aktuelle Situation herabspielen. Es will dir vermitteln, dass es so schlimm nun auch wieder nicht ist und du schon viel weiter bist, als es tatsächlich der Fall ist. Zweitens projiziert es deine aktuelle Situation in die Zukunft und vermittelt dir, wie wundervoll du bist und was für große Taten du vollbringen kannst. All dies stimmt, aber es hat eben nichts mit deinem aktuellen Standort zu tun.

Um deinen Startpunkt zu finden, musst du gnadenlos ehrlich zu dir selbst sein. Du solltest dir auch jederzeit darüber im Klaren sein, dass dein Unterbewusstsein alles daran setzen wird, dich von deinem Vorhaben abzubringen. Zum Beispiel, indem es deine finanziellen Verpflichtungen bedrohlicher erscheinen lässt, als diese tatsächlich sind.

Willst du jetzt dein Vorhaben immer noch umsetzen, hat dein Unterbewusstsein sogar noch einen weiteren Trick auf Lager. Es wird dich nun dazu bringen wollen, dass du unbedingt verstehen möchtest, warum du dich in einer bestimmten Situation befindest oder warum du gewisse Dinge tust. Anstatt aktiv neue Wege zu beschreiten, wirst du nun erst einmal derart in einen Strudel des Verstehenwollens gezogen, dass dir schwindlig wird. Du entkommst diesem Strudel erst dann, wenn du dich auf eine **Transformation** einlässt.

Was meinen wir damit? Es waren deine Gedanken und deine bewusste sowie unbewusste Ausrichtung, die deine momentanen Umstände geschaffen haben. Solange du deine Ausrichtung nicht anpasst, solange du also deine bisherigen Handlungen, Gedanken und Gefühle nicht veränderst, wird sich für dich auch nichts ändern. Denn du wirst versuchen, deine Handlungen und deine Situation mit demselben Bewusstsein zu verstehen, mit dem du diese kreiert hast.

Mit dieser Vorgehensweise blendest du aber wichtige Fakten aus. Was in deinem Bewusstsein vor sich geht, ist vergleichbar mit dem bekannten Blindpunkt. Wir laden dich nun zu ein paar einfachen Übungen ein, damit du noch besser verstehst, wie die Arbeit des Gehirns im Umgang mit Unbekanntem funktioniert.

Als blinden Fleck bezeichnen wir die Stelle im Auge, an der der Sehnerv auf die Netzhaut trifft. An dieser Stelle, an der alle Informationen zusammenlaufen, die wir über die Netzhaut aufnehmen, befinden sich keine Sehzellen. Dass wir an dieser Stelle tatsächlich blind sind, fällt im Alltag nicht auf, da wir ja zwei Augen haben und dieser Fehler damit korrigiert wird. In der ersten Übung geht es darum, den blinden Fleck im Auge zu finden. Die Bilder für alle hier vorgestellten Übungen kannst auf unserer Website unter www.therapeutenformel.com/blindpunkt ansehen.

Übung 1
Für diese Übung sollten deine Augen ungefähr eine Armlänge Abstand zum Bild haben. Schließe nun das linke Auge und fokussiere dich mit dem rechten Auge auf das Rechteck. Komm nun mit dem Gesicht immer näher zum Bild, bis der Kreis vor deinem Auge verschwindet. In diesem Moment ist der Kreis auf den blinden Fleck getroffen. Wenn du möchtest, kannst du diese Übung mit dem linken Auge wiederholen.

Ist der Kreis tatsächlich verschwunden und hast du gar nichts mehr gesehen, als der Kreis auf den blinden Fleck in deinem Auge getroffen ist? Schließlich hast du ja einen leeren weißen Hintergrund gesehen. Die Erklärung hierfür ist, dass dein Gehirn die fehlenden Informationen mit bekanntem Inhalt aufgefüllt hat. Würdest du dieses Experiment mit einem farbigen Hintergrund wiederholen, würdest du statt des Kreises die Farbe des Hintergrundes sehen.

Übung 2
Das Gehirn füllt nicht nur weiße oder farbige Hintergründe auf. Es ergänzt auch andere Dinge, die wir tatsächlich gar nicht sehen.

Schließe nun das rechte Auge und fokussiere dich mit dem linken Auge auf das Quadrat. Bewege nun dein Gesicht wieder langsam auf das Bild zu. In dem Moment, in dem der Kreis auf den blinden Fleck in deinem Auge trifft, verschmelzen die beiden Linien zu einer. Das Gehirn füllt die fehlende Information an dieser Stelle auf, indem es die beiden Linien miteinander verbindet.

Übung 3

Bei diesem letzten Experiment gleicht das Gehirn den blinden Fleck mit den Mustern der Umgebung aus. Schließe nun das linke Auge und fokussiere mit dem rechten Auge das Quadrat. Wenn du dich nun mit dem Gesicht langsam auf das Bild zubewegst, wird der rote Kreis verschwinden und vom Gehirn durch einen blauen ersetzt werden.

Erkennst du, wie dein Gehirn vorgegebene Strukturen zwecks Kompensierung des Blindpunktes einfach mit dem Hintergrund auffüllt? Aus einem Punkt wird eine weiße Hintergrundfläche. Aus einer Linie, die durch einen Punkt unterbrochen wird, wird eine durchgehende Linie. Aus einem roten Punkt wird ein blauer Punkt. Dein Versuch, deine jetzige Situation mit deinem jetzigen Bewusstsein zu verstehen, ist nichts anderes als der Versuch, unterschiedliche Dinge gleichzusetzen.

Dein Gehirn erfindet irgendwelche Szenarien, Ausreden und Hindernisse, die dich an Ort und Stelle halten. Erst über eine Erweiterung deines Bewusstseins wirst du die Zusammenhänge erkennen und verstehen. Dies reicht aber, falls es überhaupt nötig ist, auch im Nachhinein. Denn es ist nicht immer notwendig, die Ursachen zu erkennen oder eine Sache zu verstehen, um vorwärts zu kommen. Unverzichtbar ist aber, dass du deine innere Haltung und deine Handlungen veränderst.

Jetzt denkst du vielleicht, dass es auf die Dauer furchtbar anstrengend sein muss, ständig das eigene Unterbewusstsein zum Gegner zu haben. Wenn es so wäre, hättest du natürlich Recht. Doch zum Glück ist dein Unterbewusstsein sehr anpassungsfähig.

Nehmen wir einen gut besuchten Therapeuten. Er ist für die nächsten drei Monate ausgebucht, erfreut sich regelmäßiger Therapieerfolge und verdient sehr gut. Der einzige Haken ist, dass er keine Zeit für sich findet, was sich zunehmend auf sein Gemüt und sein Wohlbefinden auswirkt. Er spürt, dass er diesen Lebensstil nicht auf Dauer aufrecht erhalten kann und möchte dringend kürzer treten. Doch allein beim Gedanken daran zieht sich in ihm alles zusammen. Ein Paradox. Oder wie du nun weißt, ein Trick seines Unterbewusstseins. Seinem Wunsch nach mehr Zeit und Ruhe für sich entgegnet das Unterbewusstsein mit einem Gefühl des Zweifelns, der Unsicherheit und Angst. Eine Veränderung wird unbewusst mit einer Gefährdung der persönlichen Sicherheit gleichgesetzt. Verlässt sich unser Therapeut auf diese Gefühle, wird er seine jetzige Situation nicht verändern. Doch wenn er diese Tricks durchschaut, wird er dem Ruf seines Herzens folgen. Nachdem er kürzer getreten ist und sich Zeit für sich selber gönnt, rückt auch sein Unterbewusstsein auf und verteidigt von nun an diese Verhältnisse. Ganz so, als wären sie nie anders gewesen.

Niemand kennt dich besser als dein Unterbewusstsein. Und niemand außer dir selbst weiß, welche Tricks dein Unterbewusstsein anwendet, um dich vor deinem Durchbruch zu bewahren. Frage dich nun ernsthaft, welche Umstände dich in der Vergangenheit gestoppt haben. Hat dir dein Unterbewusstsein irgendeine Sache ausgeredet, weil du zu jung oder zu alt wärst, zu wenig Geld und Zeit hättest oder nicht erfahren genug wärst? Hat es Situationen kreiert, die dazu geführt haben, dass du dein Ziel aufgegeben hast? Hat es das Verhalten deiner Mitmenschen beeinflusst, die dich gedrängt haben, andere Dinge zu tun oder mehr Zeit für sie aufzuwenden? Wurdest du auf einmal krank? Hat dir dein Unterbewusstsein unvorhergesehene Rechnungen beschert? Oder hat es dich in Aktivitäten verwickelt, die nicht zu deinen Prioritäten gezählt haben?

Dein Unterbewusstsein weiss genau, wie es ihm gelingt, dich auszubremsen, ohne dass du jemals auf den Gedanken kommst: „Moment mal, mein Unterbewusstsein versucht mich zu stoppen."

Du wirst in Schach gehalten und glaubst tatsächlich, dass du mit einer Sache aufhören und etwas Anderes tun solltest. Deiner Meinung nach hast du eine bewusste Entscheidung getroffen, doch das entspricht nicht der Wirklichkeit. Vielmehr hat dich dein Unterbewusstsein so sehr vom Gedanken überzeugt, die angestrebte Sache lassen zu müssen, dass du dein Ziel an Ort und Stelle aufgegeben hast.

Wie gelingt es dir dann trotz der erfolgshemmenden Tricks deines Unterbewusstseins, deinen Startpunkt zu bestimmen? Es wäre sicher sinnlos, die Vorgehensweise deines Unterbewusstseins in Frage stellen oder stoppen zu wollen. Ebenso kontraproduktiv wäre es, dein Unterbewusstsein als Ausrede für den fehlenden Erfolg zu verwenden. Also bleibt nur, dass du lernst, mit dieser Vorgehensweise umzugehen. Mit der richtigen inneren Einstellung gibt es nichts, das dich an der Umsetzung deiner Ziele hindern könnte. Werde dir bewusst, dass alle Fähigkeiten, die du für das Erreichen deiner Ziele brauchst, bereits in dir stecken.

In seinem Buch *Denke nach und werde reich* schreibt Napoleon Hill, dass das Erreichen persönlicher Ziele immer einen Preis hat. Der Preis ist, dass du diejenigen Dinge loslassen musst, die dich bisher vom Erreichen deiner Ziele abgehalten haben. Wenn du nun denkst „Ich weiß nicht, was mich zurückhält.", lass es gut sein. Es wird sich von alleine zeigen. Deine Ziele existieren bereits jetzt und versuchen, sich durch Chancen und Gelegenheiten zu verwirklichen.

Doch bist du dir deiner Chancen bewusst? Und nutzt du deine Chancen auch? Napoleon Hill schreibt, dass eine Gelegenheit auf eine andere Art und Weise und aus einer anderen Richtung als erwartet käme. Das sei einer der Tricks der Gelegenheit. Sie habe eine schlaue Gewohnheit, durch die Hintertür hereinzukommen und käme oft verkleidet als Unglück oder vorübergehender Misserfolg. Möglicherweise sei das der Grund, warum so viele Menschen Gelegenheiten verpassen.

Dein Unterbewusstsein möchte verhindern, dass du Gelegenheiten bewusst erkennst. Hierzu erweckt es den Anschein, es würde sich um eine Sache handeln, die du unbedingt verhindern solltest. Doch da du ja dein Bewusstsein erweitert hast, bist du in der Lage, diesen Trick zu durchschauen.

Zum Schluss dieses Kapitels möchten wir dich nun noch zu zwei wichtigen Übungen einladen.

1) Mache dir bewusst, wie dein Unterbewusstsein dich in der Vergangenheit ausgebremst hat. Schreibe dir dazu mindestens zehn kleine oder große Ziele auf, die du nicht erreicht hast und frage dich ernsthaft, was der Auslöser fürs Aufgeben war. Hattest du nicht genug Zeit? Fehlte das Geld? Hast du dich von den Meinungen und Einschätzungen anderer Menschen zurückwerfen lassen? Hast du dir eingeredet, dass dieses Ziel gar nicht so wichtig sei? Haben sich Ängste breitgemacht? Oder möchte dir dein Unterbewusstsein in diesem Moment weismachen, dass du diese Übung nicht machen musst? Sei an dieser Stelle spezifisch und gib nicht auf!

Welche 10 Ziele hast du in der Vergangenheit nicht erreicht? Notiere jeweils auch, warum du dieses Ziel nicht erreicht hast, was also der Grund fürs Aufgeben war, und wie du aus heutiger Sicht dieses Ziel hättest erreichen können.

1)

2)

3)

4)

5)

6)

7)

8)

9)

10)

2) Erstelle eine Liste mit allen Möglichkeiten, die jetzt in deinem Leben existieren, um deine Ziele zu erreichen. Schreibe alle ethisch vertretbaren Gelegenheiten auf, die dir in den Sinn kommen und lass dich nicht vom Gedanken „Das ist keine gute Gelegenheit." von der Idee abbringen. Nur weil eine Sache im Moment nicht günstig aussieht, bedeutet dies längst nicht, dass sie sich später nicht als nützlich erweisen könnte.

Welche 10 Möglichkeiten existieren jetzt in deinem Leben, damit du deine Ziele erreichen kannst? Nenne sie beim Namen, auch wenn sie unrealistisch, nicht der Rede wert oder unwahrscheinlich erscheinen. Aussprechen ist ein wichtiger erster Schritt für das Erkennen von Chancen und versteckten Gelegenheiten.

1)

2)

3)

4)

5)

6)

7)

8)

9)

10)

Wie du deine Ziele mit deiner inneren Haltung in Einklang bringst

Dein Wunsch nach einer erfolgreichen Praxis wird sich nur dann verwirklichen, wenn du ihn mit deiner inneren Haltung in Einklang bringst. In diesem Kapitel geben wir dir einen Einblick in die Mechanismen deines Unterbewusstseins und zeigen dir, wie du deine innere Haltung so ausrichtest, dass sie sich im Einklang mit deinen Zielen befindet.

Bestimmt hast du bisher auch gedacht, dass es für eine erfolgreiche Praxis besonders wichtig ist, dass du dir umfangreiches Wissen über Anatomie, Krankheitsursachen und Therapiemöglichkeiten aneignest. Und vielleicht bist du ziemlich überrascht, wenn wir dir nun sagen, dass deine Einstellung oder innere Haltung wichtiger ist als deine Fähigkeiten. Eine Studie der Harvard Universität hat ergeben, dass 85% der Erfolgsfaktoren, der erreichten Ziele oder Beförderungen der richtigen inneren Haltung zu verdanken sind. Nur 15% sind auf die erlernten Fähigkeiten und Fakten zurückzuführen. Mit anderen Worten, die meisten Menschen investieren viel mehr Zeit und Geld in die Weiterentwicklung derjenigen Faktoren, die nur 15% ihres Erfolges ausmachen.

Dazu passt, dass dein Unterbewusstsein mehr Gehirnkapazitäten beansprucht als dein Bewusstsein. Dein Verstand, dein denkendes Gehirn, hat nur 10 % der Kapazitäten, die dein Unterbewusstsein, dein fühlendes Gehirn, beansprucht. Das Unterbewusstsein ist eine faszinierende Einrichtung, ohne die unser Leben unmöglich wäre. Denken wir nur einmal an den Herzschlag, die Regulation des Blutdrucks, die Verdauung oder die Anpassungsfähigkeit der Pupillen an unterschiedliche Lichtverhältnisse. Diese und unzählige andere Funktionen laufen sozusagen im Hintergrund und für den Verstand völlig unbemerkt ab. Als Therapeut ist dies natürlich nichts Neues für dich. Aber setzt du dieses Wissen auch praktisch um?

Dr. Joseph Murphy vergleicht in seinem Buch *Die Macht Ihres Unterbewusstseins* den menschlichen Geist mit einem Garten. Hierzu schreibt er: „Sie selbst sind der Gärtner und säen die Keime ihrer

Gedanken in den fruchtbaren Boden Ihres Unterbewusstseins. Die Art und Qualität Ihres Samens hängt von Ihren Denkgewohnheiten ab; denn was immer Sie Ihrem Unterbewusstsein einpflanzen, wird wachsen und entweder in Ihrem Körper oder in Ihrer Umwelt Gestalt annehmen." (4)

Du wirst immer ernten, was du säst. Wenn du Unkraut säst, darfst du keinen blühenden und duftenden Rosenstrauch erwarten. Damit du Erfolg ernten kannst, muss deine Saat aus guten Gedanken, positiven Gefühlen und konstruktiven Handlungen bestehen. Besteht deine Saat dagegen aus schädlichen Gedanken, negativen Gefühlen und destruktiven Handlungen, wirst du keine reiche Ernte einfahren.

Schauen wir uns hierzu als Beispiel eine Therapeutin an, die ihre Arbeit liebt und die der Menschheit dienen möchte. Aus von ihr nicht nachvollziehbaren Gründen zieht ihre Praxis aber nicht die erhoffte Zahl an Klienten an. Wie wir gleich sehen werden, bestimmen negative und damit schädliche Gedanken, Gefühle und Handlungen die innere Haltung dieser Therapeutin. Versetzen wir uns einmal in diese Person hinein.

Was wird sie denken und fühlen? Wie wird sie sich verhalten? Ihre Gedanken sind nicht auf Erfolgskurs ausgerichtet und Ihre Gefühle beflügeln sie in keiner Hinsicht. Die tonnenschwere Last ihrer vernichtenden Gedanken und Gefühle wirkt sich unweigerlich auch auf ihre Handlungen aus. Das Ungleichgewicht zwischen ihren Gedanken, Gefühlen und Handlungen führt zu einem Ungleichgewicht in der Außenwelt. So unfassbar dies möglicherweise klingen mag, es sind nicht die fehlenden Klienten, die ihre negativen Gedanken, Gefühle und Handlungen verursachen. Vielmehr sind die negativen Gedanken, Gefühle und Handlungen der Therapeutin Ursache für die zu geringe Zahl an Klienten. Die Situation der Therapeutin ist zum Glück nicht so hoffnungslos, wie sie auf den ersten Blick scheinen mag. Die Therapeutin kann ihre belastende Situation auflösen und zum Besseren wenden, wenn sie sich ihrer eigenen Gedanken, Gefühle und Handlungen bewusst wird.

Dr. Joseph Murphy erachtet drei Schritte als maßgeblich für den Erfolg. Im ersten Schritt solltest du Klarheit darüber gewinnen, was du aus deinem Leben machen und was du erreichen willst. Denn nur wer seine Arbeit liebt, kann auch erfolgreich sein. Als zweiten Schritt empfiehlt Murphy, sich auf ein bestimmtes Gebiet zu spezialisieren und sich darauf zu konzentrieren, in dieser Nische besser zu sein als alle anderen.

Diese beiden Schritte hast du mit deiner laserscharfen Positionierung, der Beschreibung deines idealen Klienten und deiner florierenden Praxis bereits erfolgreich umgesetzt.

Der dritte Schritt ist nach Murphy der wichtigste. Er schreibt: „Sie müssen sich restlos darüber im Klaren sein, dass die von Ihnen gewählte Tätigkeit nicht nur darauf zielt, Ihren persönlichen Erfolg zu sichern und zu vergrößern. Sie dürfen sich keinesfalls nur von egoistischem Ehrgeiz leiten lassen, Ihr Ziel muss vielmehr der Wunsch sein, der Menschheit zu dienen. Ihr Denken, Fühlen und Streben muss in sich geschlossen sein." [5]

Es geht also darum, dass sich dein Denken, Fühlen und Streben im Einklang befinden. Hierzu möchten wir dir in diesem Kapitel zeigen,
- wie du schädliche Gedanken aufdecken und auflösen kannst.
- wie du positive Gefühle in deinem Inneren hervorrufen kannst.
- wie du das richtige Maß für deine Handlungen findest.

Wir zitieren hierzu noch einmal Dr. Joseph Murphy: „Sie sollten deshalb sofort beginnen, Ihrem Unterbewusstsein Bilder des Glücks, der Zufriedenheit und des Wohlstands anzubieten. Durchdenken Sie dies in Ruhe und stellen Sie sich alles mit Ihrem bewussten Verstand als bereits verwirklicht vor. Senken Sie diese Gedanken gleichsam als unablässig in den Nährboden Ihres Unterbewusstseins und Sie werden das fantastische Resultat erhalten. Das Unterbewusstsein lässt sich mit einem fruchtbaren Humusboden vergleichen, in dem alle Samen, ob gute oder schlechte, kräftig wachsen. Jeder Gedanke ist eine Ursache, und jeder innere oder äußere Umstand eine Wirkung. Um Ihr Leben so zu beeinflussen, wie Sie es sich wünschen, müssen Sie deshalb uneingeschränkt über Ihre Gedanken herrschen können." [6]

Murphy empfiehlt, dass du deinem Unterbewusstsein Bilder von Glück, Zufriedenheit und Wohlstand anbietest. Zwei Möglichkeiten hierzu haben wir dir bereits vorgestellt. Vielleicht hast du ja sogar schon dein Zielposter an der Wand hängen oder schaust dir täglich dein Mind Movie an. Vielleicht fühlst du dich dabei aber noch nicht so richtig wohl. Vielleicht findest du es sogar etwas übertrieben, beim Anblick einer leeren Praxis, um bei unserem Beispiel zu bleiben, solche Dinge zu tun. Wenn du dich in dieser Situation wiedererkennst, fehlt deinem Unterbewusstsein noch ein kleines Puzzleteil zum Erfolg. Nämlich die Gewissheit, dass es genau so kommen wird, wie du es dir vorstellst. Mit diesem Puzzlestück bringst du deine Gedanken, Gefühle und Handlungen in Einklang. Ähnlich wie die Instrumente und Stimmen in einem Orchester harmonisch aufeinander abgestimmt sind.

Das Aufdecken schädlicher Gedanken wird oft mystifiziert und als schwierig betrachtet. Dabei lässt dieser Prozess sich sehr einfach gestalten. Denn die Außenwelt versteckt die Tatsachen nicht, wir müssen nur aufmerksam sein. Schauen wir uns hierzu noch einmal die Therapeutin aus unserem Beispiel an. Die zu geringe Zahl an Klienten löst bei ihr existenzielle Ängste aus. Sie fragt sich, ob sie die Miete für die Praxis und all die anderen Rechnungen überhaupt noch begleichen kann. Zudem kommen immer mehr Zweifel in ihr auf. Sie fragt sich ernsthaft, was sie wohl falsch macht oder ob die Leute einfach nicht offen sind für ihr Therapieangebot. Oft ringt sie mit ihrem Gemüt und fühlt sich hoffnungslos und unsicher.

Welche schädlichen Gedanken verbergen sich hinter ihrer Gefühlslage?

- Die existenziellen Ängste stehen repräsentativ für Glaubensmuster wie: „Ich habe nicht genug Geld.", „Ich muss um mein Überleben kämpfen.", „Ich verdiene es nicht, erfolgreich zu sein."
- Die Sorgen überdecken das Glaubensmuster: „Ich kann meine Praxismiete und Rechnungen nicht begleichen."
- Die Zweifel verweisen auf die unbewussten Muster: „Ich mache etwas falsch.", „Die Leute sind nicht offen für mein Therapieangebot." und „Ich bin nicht gut genug."
- Die Hoffnungslosigkeit und Unsicherheit stehen für „Es gibt keine Hoffnung." und „Ich fühle mich unsicher."
- Die allgemeine Unzufriedenheit lässt auf das Muster „Ich darf nicht glücklich sein." schließen.

Dein Verstand mag an dieser Stelle vielleicht einwenden, dass es sich doch um ein erfundenes Beispiel handelt und die Realität anders aussieht. Er hat recht, es ist erfunden. Doch was ist mit deiner Situation? Hast du sie nicht so erfunden? Du siehst, wenn es um die persönliche Weiterentwicklung geht, gibt es eine Reihe von Ausreden, die deinen Fortschritt ausbremsen. Es spielt also keine Rolle, ob es sich um ein erfundenes Beispiel oder deine erdachte Situation handelt.

Die Außenwelt ist ein Spiegel unserer inneren Haltung und Gedanken. Im Kapitel über die verborgenen Erfolgshemmer hast du erfahren, wie die Suche nach der Ursache deinen Fortschritt behindern kann. Mit Gedanken wie „Ich mache etwas falsch.", „Die Leute sind nicht offen für mein Therapieangebot." und „Ich bin nicht gut genug." betreibt unsere Therapeutin diese wenig zielführende Ursachenforschung.

Wenn du das Gefühl hast, dass du dich in deinem Leben nicht in die angestrebte Richtung bewegst und dir Gedanken über die Ursache hierfür machst, hast du es mit einer unbewussten Bremse zu tun. Die unermüdliche Suche nach der Ursache verhindert, dass dein Unterbewusstsein seinen Fuß vom Bremspedal nimmt.

Die schädlichen Gedanken unserer Therapeutin sind doch recht offensichtlich, findest du nicht? Doch nicht nur bei ihr bringt der Verstand es immer wieder fertig, aus Lebensumständen und Situationen ein nicht mehr nachvollziehbares Chaos zu produzieren. Möglicherweise denkst du nun, dass dies zu einfach sei und dass das Aufdecken von Erfolgsblockaden viel schwieriger sei. Auch das ist ein schädlicher Gedanke. Nämlich „Das Auflösen von Erfolgshemmern ist schwierig und mühselig."

Nachdem wir die schädlichen Gedanken nun aufgedeckt haben, geht es als Nächstes darum, diese aufzulösen und damit unschädlich zu machen. Um deine schädlichen Gedanken aufzulösen, musst du zunächst gnadenlos ehrlich zu dir selbst sein.

Vielleicht stehst du in deinem Leben immer wieder vor scheinbar unlösbaren Problemen. Oder du plagst dich ständig mit Existenzängsten herum. In so einem Fall bringt es nichts, diese Ängste zu verleugnen oder schön zu reden. Der Gedanke „Ich bin nicht erfolgreich." drängt sich hier geradezu auf. Bleibt dieser Gedanke im Unterbewusstsein, wirkt er wie ein Magnet. Er wird solange die entsprechenden Situationen anziehen, bis du ihn veränderst.

Der erste Schritt zur Veränderung ist, dir einzugestehen, dass du solch einen schädlichen Gedanken überhaupt hast. Im nächsten Schritt geht es darum, dass du diesen schädlichen Gedanken umpolst. Anstatt zu denken „Ich bin nicht erfolgreich.", denkst du ab sofort „Ich bin erfolgreich." Dies gilt auch und besonders dann, wenn offenbar alles dagegen spricht.

Als Nächstes geht es um deine Gefühle. Welche Gefühle begleiten deinen Gedanken „Ich bin erfolgreich."? Ist es ein Gefühl von Freude, Dankbarkeit und Vertrauen? Oder empfindest du eher Angst, Wut und Unsicherheit? Tatsächlich haben Gefühle eine unglaubliche Kraft. Wird der Gedanke „Ich bin erfolgreich." von Freude, Dankbarkeit und Vertrauen begleitet, entsteht eine erfolgsgeballte Ladung. Wird diese Gefühlslage lange genug aufrecht erhalten, führt sie dich sicher zum angestrebten Ziel.

Wird der Gedanke „Ich bin erfolgreich." aber von Angst, Wut und Unsicherheit begleitet, verliert er seine positive Kraft. Was er behält, ist seine schöpferische Kraft. Die Auswirkungen sind in diesem Fall die gleichen, als würdest du denken „Ich bin nicht erfolgreich." Um einen schädlichen Gedanken aufzulösen, braucht es also neben der Bewusstmachung und Umpolung auch die Untermauerung mit positiven Gefühlen.

Vielleicht denkst du jetzt, dass sich das zwar alles fantastisch anhört, dass du dich aber in einer so schwierigen Situation befindest, dass du dich gar nicht gut fühlen kannst. Auch bei dem Gedanken „Ich kann mich nicht gut fühlen." handelt es sich wieder um einen schädlichen Gedanken. Auch hier liegt der Schlüssel wieder darin, dass du deine Situation ehrlich betrachtest und dir diesen schädlichen Gedanken bewusst machst. Gestehe dir also diesen schädlichen Gedanken ein und pole ihn dann um in „Wie könnte ich mich auch jetzt gut fühlen?"

Lass dich hierzu auch von entsprechenden Aktivitäten, positiv eingestellten Menschen und von deiner Umgebung inspirieren. Lerne, dich unabhängig von den äußeren Bedingungen gut zu fühlen. Dies ist in jeder Hinsicht das A und O für deinen Erfolg.

Wenn du diese Schritte alle konsequent umgesetzt hast, dir deiner Gedanken bewusst bist, positive Gefühle hast und dich gut fühlst, hast du alle geistigen Voraussetzungen für deinen Erfolg geschaffen. Nun geht es darum, dass du das richtige Maß für deine Handlungen findest. Sicher kennst auch du Menschen, die gerne erfolgreich sein möchten, die aber zu wenig für ihren Erfolg tun. Überraschender ist vielleicht die Erkenntnis, dass man auch zu viel für seinen Erfolg arbeiten kann. Dein Ziel sollte sein, das richtige Maß aus Tun und Geschehenlassen zu finden. Nach unserer Erfahrung gibt es unter Einzel- und Kleinunternehmern drei verschiedene Typen. Diese Typen verfolgen unterschiedliche Handlungsstrategien. Wir unterscheiden den Schaffer, den Träumer und den träumenden Schaffer.

Ein **Schaffer** ist eine Person, die vor lauter Aktivitäten nicht mehr zur Ruhe kommt. Weil ein Projekt das andere ablöst, hat er nie Zeit. Das Positive am Schaffer ist, dass er Dinge anpackt und umsetzt. Die Schattenseite ist, dass er alles kontrollieren muss, ständig rumrennt und seine Projekte nicht immer bis zum Schluss durchzieht. Zudem fehlt ihm die Zeit zum Reflektieren und Genießen seiner Ernte. Im Englischen hat sich der Begriff „Shiny Object Syndrome" - das „Verlockende Sache-Syndrom" - eingebürgert. Der Schaffer leidet oft an diesem Syndrom und wird stets von einer neuen, verheißungsvolleren Sache in den Bann gezogen. Ein erfolgreicher Schaffer erreicht viel im Leben, aber alles ist sehr anstrengend. Denn er ist überzeugt, dass ohne ihn nichts funktioniert. Die Diagnose lautet: Fehlendes Vertrauen. Die Therapie zielt darauf ab, dass er Vertrauen gewinnt und lernt loszulassen.

Ein **Träumer** schmiedet viele große Pläne, setzt diese aber selten bis nie um. Seine liebsten Ausreden lauten fehlendes Geld, zu wenig Zeit oder mangelnde Erfahrung. Oder er scheut vor den nötigen Handlungsschritten. Manchmal leidet er an der Überzeugung: „Das Universum macht alles für mich und ohne dass ich etwas dafür tun muss." Er erwartet also, dass ihm das Universum die neuen Klienten in einer Limousine direkt vor die Praxis fährt. Die Stärke des Träumers ist seine Vorstellungskraft, mit der er Samen im Quantenfeld setzt. Seine Trägheit und Ausreden verhindern aber, dass er die Früchte jemals erntet. Er hält es schlicht für unnötig, auf eine Leiter zu steigen, um seine Ernte zu pflücken. Die Diagnose lautet Trägheit und Angst vor dem Scheitern. Die Therapie zielt darauf ab, dass er seinen Mut zum Handeln kultiviert und jeden Tag einen Schritt in Richtung Ziel wagt.

Ein **träumender Schaffer** erstickt seine Träume und Ziele nicht im Keim, nur weil die äußeren Bedingungen nicht günstig erscheinen. Er erwartet nicht, dass alles von ganz alleine in Erfüllung geht. Mit anderen Worten, er wählt das richtige Maß aus Tun und Geschehenlassen. Er geht in sich, um sich seiner Ziele bewusst zu werden und folgt den Impulsen für die nötigen Handlungsschritte voller Vertrauen. Der träumende Schaffer nimmt Dinge in Angriff, ohne sich in unnötigen Aktivitäten zu verlieren oder der Passivität zum Opfer zu fallen. Die Diagnose lautet, dass seine innere Haltung bereits auf Erfolg ausgerichtet ist. Eine Therapie ist nicht erforderlich.

Der träumende Schaffer ist der Erfolgreichste unter den drei beschriebenen Typen, weil er die richtige Balance aus Träumen und Handeln gefunden hat. Er wird von allen die saftigsten Früchte ernten. Was bedeutet das für dich? Nachdem du einen schädlichen Gedanken aufgedeckt und umgepolt hast und ihn ab sofort mit guten Gefühlen nährst, schreiben es die geistigen Gesetze vor, dass du handelst. Ohne Handlungsschritte bleibt alles ein Traum, während hektisches Umherrennen alles zum Albtraum macht.

Zum Abschluss haben wir für dich eine Übung vorbereitet, mit der du deine schädlichen Gedanken leichter auflösen kannst. Halte die Antworten auf unsere Fragen zu deinen Lebensumständen stichwortartig fest. Die Beschreibungen spiegeln deine Gedanken und Gefühle wider. Werde dir deiner schädlichen Gedanken und Gefühle bewusst. Formuliere diese im nächsten Schritt ins Gegenteil um. Nähre deine neuen Gedanken ab sofort mit Gefühlen der Dankbarkeit, Freude, Zuversicht und Liebe. Folge voller Vertrauen deinen inneren Impulsen und handle jetzt. Sollten sich negative Gefühle bemerkbar machen, löst du auch diese mit den oben genannten Schritten auf.

Wie läuft deine Praxis?

Wie fühlst du dich körperlich und geistig?

Wie läuft es in deiner Beziehung?

Wie steht es um deine Finanzen?

Markiere nun alle schädlichen Gedanken und Gefühle, die du gerade beschrieben hast, mit einem farbigen Stift. Formuliere diese nun in positive Gedanken und Gefühle um.

Wie läuft deine Praxis?

Wie fühlst du dich körperlich und geistig?

Wie läuft es in deiner Beziehung?

Wie steht es um deine Finanzen?

So wird dein Therapieangebot für deine Klienten unwiderstehlich

Entschuldige bitte unsere Direktheit, aber: Warum soll sich ein Klient ausgerechnet für dein Therapieangebot entscheiden? Womit hebt sich dein Therapieangebot positiv von all den anderen Angeboten ab?

Ok, du hast dich bereits laserscharf positioniert und du kennst deinen idealen Klienten. Doch erreichst du damit schon, dass potenzielle Klienten gerade dein Angebot unwiderstehlich finden? Nach unserer Erfahrung stehen dem vor allem zwei Szenarien entgegen. So kann es sein, dass deine Therapiemethode zugleich noch von einigen anderen Therapeuten in deiner Region angeboten wird. Oder aber deine Praxis ist weit und breit die einzige, die diese Therapiemethode anbietet. Da du dir in deiner Region aber noch keinen Expertenstatus aufbauen konntest, sind die Klienten noch sehr zurückhaltend und zweifeln, ob sie deiner Methode vertrauen können.

Wie gelingt es dir also, deine Therapiemethoden deinen idealen Klienten so vorzustellen, dass diese verstehen, es handelt sich um etwas ganz Besonderes und sie bekommen es in dieser Form nicht in anderen Praxen? Kurz, dass dein Angebot einfach unwiderstehlich klingt?

Wie vermittelst du also, dass es sich bei deinem Therapieangebot um etwas Einzigartiges handelt und nicht um ein x-beliebiges Angebot? Und wie präsentierst du eine noch unbekannte Therapie so, dass deine Klienten verstehen, welchen Mehrwert sie bekommen?

Schauen wir uns hierzu einmal an, wie die Hersteller von Schokolade ihre Produkte präsentieren. Angenommen, diese würden ihr Produkt einfach nur „Schokolade" nennen. Bei wem würde der Kunde dann wohl kaufen? Vermutlich bei dem, der die Schokolade zum günstigsten Preis anbietet oder dessen Schokolade zufällig im nächstgelegenen Supermarkt verkauft wird. Wenn du dir aber einmal das Angebot an Schokolade näher ansiehst, wirst du sehr schnell feststellen, dass sich die Anbieter einiges einfallen lassen, um ihre Schokolade einzigartig zu machen. Sie kreieren ein paar feine Unterschiede und sie verpacken ihre Schokolade sehr einfallsreich. Das Produkt bekommt damit einen hohen Wiedererkennungswert. So gibt es zum Beispiel eine Schokolade mit Milchfüllung für Kinder, die Schokolade mit der lila Kuh oder quadratische Schokoladentafeln. Die Verpackung der Schokolade und der Produktname machen jedes Produkt zu etwas Besonderem und viele Kunden schwören auf „ihre" Schokoladenmarke.

Was kannst du nun von Schokoladenherstellern für dein Therapieangebot lernen? Für Schokolade wie für dein Therapieangebot gilt: Auf die Verpackung kommt es an! Auch dein Therapieangebot benötigt eine Verpackung, die deine Zielgruppe anspricht. Da du kein physisches Produkt wie Schokolade verkaufst, ist deine Verpackung die Beschreibung deines Therapieangebots, zum Beispiel auf deiner Website oder in Form eines Angebotsflyers.

Viele Therapeuten gehen hier sehr technisch vor und beschreiben die Therapie rein aus ihrer Sicht. Den potenziellen Klienten interessieren jedoch häufig ganz andere Fragen:
- Was bringt mir diese Therapie?
- Wie viel Zeit oder wie viele Besuche in der Praxis werde ich benötigen?
- Und nicht zuletzt: Wie viel Geld wird mich das kosten?

Damit du die Fragen deines potenziellen Klienten beantworten kannst, überlegst du dir zunächst einen Standard, wie du vorgehen und wie du dein Angebot entwickeln willst. Ausgehend von deinem idealen Klienten findest du Antworten auf diese Fragen:
- Mit wie vielen Sitzungen sollte der Klient rechnen?
- Wie lange werden die einzelnen Sitzungen dauern?
- In welchen Abständen sollen die Sitzungen stattfinden?
- Welches Ergebnis kann der Klient erwarten?
- Sind zusätzliche Erst- und Abschlussgespräche erforderlich?

Schauen wir uns hierzu ein konkretes Beispiel an:
Deine laserscharfe Positionierung lautet „Darmreinigung für gestresste Mütter". Du willst in der ersten Sitzung die Klientin besser kennenlernen und ihre Wünsche und Motive erfahren. Dabei willst du gleichzeitig abklären, ob die Vorstellungen der Klientin mit deinem Angebot übereinstimmen. Anschließend planst du vier Therapiestunden für die Darmreinigung zu je 45 Minuten. Diese finden im Abstand von je einer Woche statt. Zwei Wochen nach der letzten Therapiesitzung möchtest du noch ein Abschlussgespräch mit der Klientin führen. Als Ergebnis stellst du dir eine Darm-Grundreinigung vor.

Jetzt hast du eine konkrete Vorgabe. Diese gibt dir die Sicherheit, was du an Preisen und Zeitbudget kalkulieren solltest. Zugleich vermittelst du deinen potenziellen Klienten Sicherheit. Diese wissen nun sehr genau, was sie bekommen und worauf sie sich einlassen. Für dich ist es nun sehr viel einfacher, einen Angebotspreis für das komplette Leistungspaket festzulegen. Denn du weißt genau, wie viele Sitzungen und wie viele Stunden du zusätzlich für Vor- und Nachbereitung benötigen wirst.

Hierzu haben wir noch einen besonderen Tipp für dich: Kalkuliere den Komplettpreis ruhig etwas großzügiger. Die Erfahrung zeigt, dass Kunden bei einem echten Mehrwert in einer ansprechenden Verpackung gerne bereit sind, einen etwas höheren Preis zu zahlen. Du kennst das bestimmt von deinen Einkaufsentscheidungen für Schokolade. Für eine hochwertig verpackte Tafel zahlt man bereitwillig einen höheren Preis und macht sich keine Gedanken darum, ob die einfach verpackte Schokolade vielleicht die gleichen Zutaten enthält und genauso gut schmeckt.

Aber zurück zu deinem Angebot. Nachdem du dein Angebotspaket genau definiert und den Preis kalkuliert hast, beginnst du damit, dieses Angebot ansprechend zu verpacken. Die Form der Verpackung kennst du mit Sicherheit, nämlich aus der Reisebranche. Dort sind wir es gewohnt, dass aus vielen einzelnen Leistungen mehr oder weniger ansprechende All-inclusive-Pakete geschnürt werden. Im therapeutischen Bereich sind solche Pakete bisher noch die Ausnahme. Darum ist jetzt der richtige Zeitpunkt für dich, solch ein Paket zu schnüren.

Legen wir also los. Was gehört alles zur Verpackung? Ganz sicher
- ein ansprechender Name für dein Angebot.
- ein attraktiver Slogan.
- ein leicht verständlicher und dabei präziser Text zur Beschreibung deines Angebots.

Wir kümmern uns zunächst darum, wie du einen ansprechenden Namen für dein Angebotspaket findest. Dazu schauen wir uns unser Beispiel von eben noch einmal an. Wäre ein Angebotspaket unwiderstehlich, dass einfach „Darmreinigung" heißt? Wohl kaum! Solche Angebote gibt es wie Sand am Meer. Viel ansprechender klingen da schon „Entgiftungspaket" oder „Frühjahrsputz von innen". Du kannst den Namen dann noch um einen attraktiven Slogan ergänzen. In unserem Beispiel etwa „Räumen Sie in nur 6 Wochen die innere Giftmülldeponie leer."

Dies sind bewusst einfach gewählte Beispiele. Vermutlich hast du ähnliche Formulierungen bereits bei dem einen oder anderen Therapeuten gesehen. Jetzt weißt du auch, welche Absicht dahinter steckt. Wichtig ist, dass Name und Slogan für dein Angebotspaket perfekt zu deiner laserscharfen Positionierung passen und deine persönliche Note unterstreichen. Wenn du selbst ein humorvoller Typ bist, darfst du dich durchaus für einen lustigen Titel entscheiden. Willst du in erster Linie sachlich und kompetent wirken, wählst du eine eher nüchterne Formulierung.

Im nächsten Schritt beschäftigen wir uns mit der Gestaltung deines Webtextes oder Angebotsflyers. Für dich selbst ist der Umgang mit deinen Therapiemethoden Alltag. Bedenke aber, dass deine potenziellen Klienten sich wahrscheinlich sehr viel weniger mit dem Thema beschäftigen und die Therapie auf sie ganz schön kompliziert wirken kann. In solchen Fällen lassen sich über Metaphern komplizierte Sachverhalte oft einfach erklären. Auch unser Vergleich mit den Schokoladenherstellern ist nichts anderes als eine Metapher.

Mit einer Metapher lassen sich sehr technische oder komplizierte Sachverhalte so einfach erklären, dass es wie eine gute Geschichte klingt. So fällt es auch deinen potenziellen Klienten leicht, eine Therapie und ihre Wirkungen zu verstehen. Bestimmt fällt dir eine kurze Geschichte als Metapher für dein Angebot ein.

Damit dein Angebot wirklich unwiderstehlich wird und der Klient dazu kaum „Nein." sagen kann, zeigst du ihm, dass du genau weißt, welche Probleme er gerne gelöst haben möchte. Sage ihm auch, wie gut er sich nach der Therapie fühlen kann. Selbstverständlich gibst du dabei aber keine Versprechen ab. Achte darauf, dass deine Zielgruppe dich versteht. Sicher gibt es bestimmte Schlagworte, die die Menschen in deiner Zielgruppe gerne benutzen. Diese Wörter solltest du unbedingt in deiner Angebotsbeschreibung verwenden.

Kommen wir nun zum letzten und dabei sehr wichtigen Teil deines unwiderstehlichen Angebots, nämlich deiner persönlichen Vorstellung. Schließlich möchte dein potenzieller Klient möglichst genau wissen, mit wem er es zu tun hat. Nehmen wir einmal an, zwei Therapeuten haben ein identisches Therapieangebot. Was unterscheidet diese Therapeuten wohl voneinander? Die meisten denken hier zunächst einmal an Berufserfahrung, Weiterbildungen oder den Standort der Praxis. Doch welche Rolle spielen Lebenserfahrung und Lebensgeschichte des Therapeuten? Unserer Meinung nach eine sehr große.

Tatsächlich behalten 99 Prozent aller Therapeuten ihre Lebensgeschichte für sich, weil sie sich nicht vorstellen können, dass ihre eigene Biografie ein wertvoller Bestandteil ihres unwiderstehlichen Angebots ist. Ein Therapeut mit einer Vergangenheit als Leistungssportler kann aber doch auf ganz andere Erfahrungen zurückgreifen als ein Therapeut, der eine schwere Krankheit überstanden hat oder der in Armut aufgewachsen ist. Diese individuellen Erfahrungen machen ein Therapieangebot einmalig, selbst wenn mehrere Therapeuten mit genau derselben Methode arbeiten. Ein ehemaliger Leistungssportler wird andere Menschen ansprechen als jemand, der dem Tod ins Auge gesehen hat oder der in der Illusion des Mangels aufgewachsen ist.

Unsere Erfahrung zeigt, dass die wenigsten Therapeuten mit diesem Ass trumpfen. Stattdessen werben sie mit ihrer Ausbildung, ihrer Erfahrung und ihren Weiterbildungen. Selbstverständlich sind diese Dinge alle wichtig. Aber sie genügen nun mal im 21. Jahrhundert nicht mehr allein als Triebfeder für eine erfolgreiche Praxis. Frage dich doch einmal selbst, was du an einer Person interessanter findest - eine Auflistung ihrer Ausbildungen oder eine packende Lebensgeschichte?

In Gesprächen mit unseren Coaching-Klienten stoßen wir immer wieder auf dieselbe Bescheidenheit. Diese äußert sich in Antworten wie „Ach, ich habe nichts Besonderes erlebt in meinem Leben, das anderen Menschen dienen könnte." Wir sind anderer Meinung. Jeder Therapeut hat in seinem Leben wertvolle Erfahrungen gemacht, die er gezielt in seine Therapiearbeit einfliessen lassen kann. Als ersten Schritt musst du dir aber deine wertvollen Erfahrungen und Erfolge eingestehen. Denn auch die Überzeugung, nichts Nennenswertes erlebt zu haben ist ein verborgener Erfolgshemmer, den es aufzulösen gilt. Beginne damit jetzt, indem du von nun an sagst: „Ich habe viel Wertvolles erlebt, das meinen Klienten weiterhilft."

Verarbeite also deine Lebenserfahrung zu einem packenden Text. Welche Kernerfahrungen haben dich geprägt? Welche Einsichten hast du hierdurch gewonnen? Was hast du gelernt durch die Geburt deiner Kinder, einen Auslandsaufenthalt in Afrika oder die niederschmetternde Diagnose einer angeblich unheilbaren Krankheit, die du überlebt hast? Jede Erfahrung macht dich ein wenig mehr zu einer erkenntnisreichen Person. Diese Erkenntnis wirkt magnetisch auf deine idealen Klienten.

Viele Erfolgstrainer sind sich außerdem einig, dass es sich für dich lohnt, wenn du deine Klienten an deinem Leben teilhaben lässt. Du sollst natürlich nicht alles über dich erzählen, aber schon einen kleinen Einblick gewähren. Wir wissen, dass gerade zu diesem

Thema die Meinungen auseinander gehen. Die Überzeugung, dass man Berufs- und Privatleben trennen soll, sitzt tief in den Köpfen der meisten Menschen.

Doch welche Ängste verbergen sich tatsächlich dahinter? Ist es mehr die Angst vor Kritik, die Befürchtung, dass es einigen nicht gefällt oder die bleischwere Last, ja nicht aufzufallen? Ein solcher Nährboden erstickt den Erfolg direkt im Keim. Denn authentische Kundenbindung wird in der heutigen Zeit immer wichtiger. Betrachte deshalb deine Klienten als Teammitglieder, die am gleichen Strick ziehen. Das ist ein wichtiger Bewusstseinswandel, der die eben erwähnte Angst auflöst. Menschen, die dir wohlgesonnen sind, brauchst du nichts vorzuenthalten - abgesehen von den kleinen Geheimnissen, die du natürlich für dich behalten sollst. Alle anderen Menschen gehören nicht zu deinen idealen Klienten, so dass du dir nicht den Kopf darüber zerbrechen musst, was diese über dich denken.

Jetzt brauchst du zu deiner Lebensgeschichte noch ein professionelles Foto. Zu den Werten Authentizität und Transparenz gehört, dass sich deine potenziellen Klienten ein Bild von dir machen können. Mit einem professionellen Foto hebst du dich positiv von den Kollegen ab, die immer noch entweder gar kein oder ein schlecht belichtetes Foto auf ihrer Website oder für ihre Flyer verwenden. Natürlich kannst du mit Fotos auch deine Lebensgeschichte dokumentieren. Etwa mit einem Foto, das dich bei deinem geliebten Hobby zeigt oder an deinem bevorzugten Urlaubsziel. Mit wem oder was verbringst du gerne deine Zeit? Welche Projekte unterstützt du? Wenn du möchtest, ergänze deine Lebensgeschichte mit den entsprechenden Fotos.

Starte nun damit, dein eigenes unwiderstehliches Angebotspaket mit Hilfe unserer Fragen zu schnüren und deine fesselnde Lebensgeschichte aufzuschreiben.

Was ist dein unwiderstehliches Angebot?
Stelle jetzt dein unwiderstehliches Angebotspaket zusammen.
Welche Komponenten enthält dein Angebotspaket?

Für wen soll dieses Angebotspaket sein?

Wie beschreibst du dein Angebot aus deiner Perspektive?

Welchen Nutzen darf dein Klient erwarten?

Wie beschreibst du dein Angebot so, dass dein Klient versteht, worum es geht und welchen Nutzen er erwarten darf?

Mit wie vielen Sitzungen rechnest du?

Wie lange werden die einzelnen Sitzungen dauern?

In welchen Abständen sollen die Sitzungen stattfinden?

Welches Ergebnis kann der Klient erwarten?

Sind zusätzliche Erst- und Abschlussgespräche erforderlich?

Zu welchem Preis möchtest du dein Paket anbieten?

Welchen Namen soll dein Angebot haben?

Wie soll der Slogan für dein Angebot lauten?

Mit welchem Text willst du dein Angebot präsentieren?

Mit welchen Worten möchtest du deinen Kunden deine Lebensgeschichte erzählen?

So wird deine therapeutische Signatur unverwechselbar

Du hast jetzt alle Maßnahmen, Werkzeuge und persönlichen Einstellungen kennengelernt, die zu einer erfolgreichen Praxis gehören. Selbstverständlich ist uns wichtig, dass du mit deiner Praxis finanziell erfolgreich bist. Wir finden aber, dass dies noch nicht genug ist. Zu einer rundum und nachhaltig erfolgreichen Praxis gehört für uns neben der Gewissheit, vielen Menschen wirksam helfen zu können unbedingt eine persönlich erfüllende Tätigkeit. Dies gelingt am einfachsten, wenn du mit deiner Persönlichkeit voll und ganz hinter deinem Therapieangebot stehst.

Es ist deshalb sehr wichtig für dich, dass du alle Komponenten im Marketing perfekt aufeinander abstimmst, mit deiner inneren Haltung deine Praxis unverwechselbar machst und dein therapeutisches Angebot so individuell gestaltest, als wäre es dein Fingerabdruck.

Der Schlüssel zu einem perfekt abgestimmten Marketing, einer unverwechselbaren Praxis und einem individuellen Therapieangebot ist deine therapeutische Signatur. Was verstehen wir unter einer therapeutischen Signatur? Deine therapeutische Signatur ist das perfekte Zusammenspiel aus einem an deiner Zielgruppe orientierten Marketing, deinem Expertenstatus und deiner Persönlichkeit. Diese Signatur ist so individuell und unverwechselbar wie dein Fingerabdruck.

Mit deiner therapeutischen Signatur hebst du dich positiv von der großen Masse der anderen Therapeuten ab und übst gleichzeitig eine starke Anziehungskraft auf potenzielle Klienten aus. Wie du dein Marketing optimal an deiner Zielgruppe ausrichtest, weißt du bereits. Bei der Vorstellung deines unwiderstehlichen Angebots haben wir bereits angesprochen, wie wichtig deine Persönlichkeit und deine Lebensgeschichte für deinen Erfolg als Therapeut sind. Idealerweise hast du alle Komponenten, vom Logo über deine Praxiseinrichtung bis hin zu deinen Flyern und Broschüren so aufeinander abgestimmt, dass diese deine Persönlichkeit optimal unterstreichen. Für deine Klienten ist damit jederzeit klar, wer du bist und was dich als Person ausmacht.

Ja, du bist einzigartig und das darfst du auch gerne zeigen. Denn deine individuelle Persönlichkeit ist für ein erfolgreiches Praxismarketing sehr wichtig. Dabei sind keine schauspielerischen Talente gefragt. Um deine Persönlichkeit zu unterstreichen ist es völlig ausreichend, dass du ganz du selbst bist.

Nach unserer Erfahrung sind die Therapeuten am erfolgreichsten, die mit ihrer ganzen Persönlichkeit die eigene Praxis repräsentieren. Diese Therapeuten haben nicht einfach einen Beruf, sie sind Therapeut mit Haut und Haaren. Und mit ihrer Seele. Mit anderen Worten: Dein Marketing kann lehrbuchhaft sein und du kannst einen guten Ruf als Experte für dein Therapieangebot genießen. Du wirst erst dann in der komfortablen Situation sein, dass du dich vor idealen Klienten nicht mehr retten kannst, wenn deine Klienten spüren, dass du deine Praxis mit Leidenschaft betreibst.

Wie gelingt es dir nun, dein Marketing so zu gestalten, dass deine potenziellen Klienten diese Leidenschaft spüren? Reichen hierzu die Möglichkeiten des Online-Marketing aus? Erfolgreiches Online-Marketing beginnt mit einer magnetischen Website. Diese soll Interessenten anziehen und auf der Seite halten. Um mehr Interessenten auf deine Website zu lenken oder, wie es im Marketing heißt, den Traffic zu steigern, nutzt du zum Beispiel Google Adwords. Damit die Website-Besucher ihre Kontaktdaten hinterlassen, bietest du ein kostenfreies E-Book und einen regelmäßigen Newsletter an.

Ohne Frage gelingt es dir mit diesen Maßnahmen, einen professionellen und kompetenten Eindruck bei deinen potenziellen Klienten zu hinterlassen. Aber damit diese potenziellen Klienten erleben können, mit welcher Leidenschaft du deinen Beruf lebst, ist auch im Zeitalter von Google, Facebook und Co. ein persönliches Kennenlernen immer noch die beste Möglichkeit.

Wenn du also schon einmal die Kontaktdaten deiner potenziellen Klienten hast, warum lädst du sie nicht einfach einmal unverbindlich in deine Praxis ein? Ein Infoabend mit einem Kurzvortrag und anschließender Diskussion ist ein guter Grund, eine solche Einladung zu versenden. Wähle hierzu ein Thema, dass zu deinem Therapieangebot passt und dass deine idealen Klienten ganz bestimmt interessieren wird.

Das Ziel eines solchen Infoabends ist zunächst, dass du dich in deiner Stadt oder Region als Experte für dein Therapieangebot positionierst oder deinen Expertenstatus ausbaust. Eine schrittweise Kundenbindung ist die zweite Absicht, die du mit einer solchen Veranstaltung verfolgst.

Während der Veranstaltung sammelst du die Adressen der Teilnehmer, indem du ihnen einen kostenlosen Mehrwert anbietest. Dies kann zum Beispiel eine Broschüre sein oder eine CD. Möglich sind auch ein Gutschein für eine kostenlose Analyse oder ein kostenfreies Erstgespräch. Die Unterlagen schickst du den Interessenten dann im Anschluss an die Veranstaltung per Post zu. Schließlich brauchst du ja einen guten Grund, um die Adressen der Teilnehmer zu erfragen. Ganz nebenbei rufst du dich so einige Tage nach der Veranstaltung noch einmal positiv in Erinnerung.

Ein Infoabend hat für deine potenziellen Klienten den Vorteil, dass sie dich unverbindlich kennenlernen können. Umgekehrt lernst du auch mögliche neue Klienten kennen. Beide Seiten können so prüfen, ob die Chemie stimmt und eine Therapie in Frage kommt.

Darüber hinaus ist ein Infoabend eine sehr gute Möglichkeit für den Einstieg in eine weitere Marketing-Disziplin, das Empfehlungsmarketing. Nicht umsonst wird Empfehlungsmarketing von einigen Experten als die Königsdisziplin im Marketing bezeichnet.

Du meinst, ein Infoabend wäre nicht der richtige Zeitpunkt, um nach Empfehlungen zu fragen? Wir meinen schon. Warum sollte ein Gast, der von deiner Persönlichkeit und deinen Therapien überzeugt ist, selbst aber einfach keinen Bedarf hat, dich nicht weiterempfehlen? Wichtig ist, dass du offen zugibst, dass du an neuen

Klienten und Kontakten interessiert bist. Du bekommst Empfehlungen, sobald du diese anziehst.

Gewöhne dir auch an, deine zufriedenen Klienten nach Empfehlungen zu fragen. Du nutzt so eine ebenso effektive wie kostenlose Form der Werbung. Allerdings solltest du dich darauf einstellen, dass es etwas dauern kann, bis du hier wirklich gute Ergebnisse erzielst. Empfehlungsmarketing erfordert nun einmal recht viel Durchhaltevermögen. Erwarte bitte nicht, dass deine Klienten von alleine auf die Idee kommen, dich weiter zu empfehlen. Habe deshalb ruhig den Mut, deine Klienten darauf hinzuweisen, dass dein Praxiserfolg auch von den Empfehlungen zufriedener Klienten abhängt. Dann steht einem dauerhaften und nachhaltigen Erfolg deiner Praxis nichts mehr im Weg.

Für ein erfolgreiches Empfehlungsmarketing ist deine innere Haltung sehr wichtig. Wenn du dich als Bittsteller fühlst, wirst du wenig Erfolg haben. Lautet deine innere Haltung „Der empfohlene Klient wird einen großen Vorteil haben.", hast du viel größere Chancen, auch hier erfolgreich zu sein. Manche Therapeuten trauen sich nicht, nach Empfehlungen zu fragen, weil sie Angst haben, so Klienten zu verlieren. Hierbei handelt es sich um eine innere Blockade. Solltest du diese Blockade selbst in dir spüren, solltest du sie unbedingt auflösen, bevor du damit beginnst, nach Empfehlungen zu fragen.

Damit dir die Gestaltung deiner therapeutischen Signatur leichter gelingt, haben wir wieder einige Fragen für dich vorbereitet. Mit der ersten Übung möchten wir dich unterstützen, deinen ersten Infoabend zu planen. Die zweite Übung solltest du zu deiner Gewohnheit machen.

Übrigens, wem möchtest du die Therapeutenformel empfehlen? Auch wir freuen uns natürlich über jede einzelne Empfehlung.

Plane jetzt einen Infoabend für Klienten und Interessierte:
Über welches Thema möchtest du informieren?

Wo und wann soll der Infoabend stattfinden?

Wen möchtest du einladen?

Wie möchtest du einladen? Schriftlich? Persönlich?
Über Handzettel?

Wen lädst du als Pressevertreter ein?

Wie lautet der Text deiner Ankündigung für die Lokalpresse?

Welchen Mehrwert bietest du den Teilnehmern deines Infoabends?

Stelle eine Liste von zunächst 10 Personen zusammen, die du nach Empfehlungen fragen möchtest. Wenn du diese Liste abgearbeitet hast, ergänzt du die Liste sofort um weitere 10 Personen. Halte diesen Prozess auf Dauer am Leben.

1)

2)

3)

4)

5)

6)

7)

8)

9)

10)

Was Geben und Nehmen mit deiner therapeutischen Signatur zu tun hat

Zu einem Infoabend gehört, dass du dein Wissen weitergibst. Auch, wenn du einen Newsletter oder ein E-Book verfasst oder nur die Informationen auf deiner Website aktualisierst, immer teilst du dein wertvolles Wissen mit deinen Interessenten, Besuchern und Klienten. Du fragst dich, wie hoch die Dosis an Wissen sein darf, die du mit anderen teilst.

Vielleicht hast du Angst, dass deine Klienten dich nicht mehr brauchen und dir die Arbeit ausgehen könnte, wenn du zu viele wertvolle Tipps verrätst. Unser Verstand warnt uns hier gerne, dass wir nicht zu großzügig sein sollen. Ähnlich wie bei einer Medikation könnte auch hier gelten: „Zuviel des Guten ist oft schädlich."

Wie gelingt es dir also, deinen bestehenden und potenziellen Klienten einen Mehrwert zu bieten, ohne den wirtschaftlichen Erfolg deiner Praxis zu gefährden? Der Schlüssel zum Erfolg heißt Balance. Nämlich die Balance zwischen dem Resonanzgesetz und dem Gesetz „Mehr Leben für alle."

Beim **Resonanzgesetz** handelt es sich um ein zentrales geistiges Gesetz. Vereinfacht lautet seine Gesetzmäßigkeit „Gleiches zieht Gleiches an." Unbestritten sendest du ständig Gedanken, Gefühle und Handlungen aus. Gleichzeitig empfängst oder erntest du auch ständig Gedanken, Gefühle und Handlungen. Wie wirkt sich nun die Haltung, nicht zuviel preiszugeben, um genug für sich zu haben, auf diese Ernte aus?

Eine einschränkende Haltung zieht unweigerlich einschränkende Gedanken, einschränkende Gefühle und einschränkende Handlungen an. Du fühlst dich eingeengt und, was viel gravierender ist, deine Handlungen werden von dem Gedanken des Mangels bestimmt. Die Resultate fallen entsprechend aus. Nämlich Mangel statt Mehrertrag.

Auf dein Marketing bezogen bedeutet dies, dass nur das großzügige Teilen deines Expertenwissens einen Mehrwert für deine bestehenden und potenziellen Klienten und einen höheren Gewinn für dich mit sich bringt. Wenn du zu den großzügigen Seelen dieser Welt gehörst, setzt du dies vielleicht schon bewusst oder unbewusst in deinem Praxisalltag um.

Wie alle Dinge hat aber auch das Resonanzgesetz eine Kehrseite. In diesem Fall ist die Kehrseite das zu großzügige Annehmen. Therapeuten, die gerne und viel geben, sich dabei aber oft ausgelaugt fühlen, wenden das Resonanzgesetz häufig einseitig an. Wie äußert sich das?
Diese Therapeuten teilen gerne ihr grosses Fachwissen mit ihren bestehenden und potenziellen Klienten oder coachen potenzielle Kunden bereits, bevor diese überhaupt eine kostenpflichtige Dienstleistung in Anspruch nehmen. Für ihre Behandlungen verlangen sie oft einen zu niedrigen Preis.

Vielleicht siehst du hier einen Widerspruch. Schließlich haben wir eben noch davon gesprochen, dass nur das großzügige Teilen deines Expertenwissens zu einem Mehrertrag führt. Dem ist auch durchaus so. Allerdings wird das Resonanzgesetz durch ein weiteres wichtiges Gesetz begrenzt. Dieses Gesetz lautet **„Mehr Leben für alle."** Es ist eng verknüpft mit dem Resonanzgesetz und besagt, dass alles, was du tust, für alle Beteiligten - und da bist du selbst mit eingeschlossen - einen Gewinn bringen muss. Ohne Beachtung des Gesetzes „Mehr Leben für alle." gerät das Resonanzgesetz in eine existenzbedrohende Schieflage, weil du nur den Pol des Gebens fördern würdest. Genau so, wie die Dunkelheit nur im Kontrast zur Helligkeit bestehen kann, funktioniert auch das Geben nur im Kontrast zum Annehmen.

Das großzügige Teilen deines Expertenwissens ist ein wichtiger Schlüssel zum Erfolg. Doch funktionstüchtig wird dieser Schlüssel erst mit der Beachtung des Gesetzes „Mehr Leben für alle." Du musst also lernen, großzügig anzunehmen, um erfolgreich zu sein. Was bedeutet dies nun für dein Marketing? Anstatt das **Was-und-Wie** preiszugeben, beschränkst du dich auf das **Was**.

Lass uns dies an einem Beispiel verdeutlichen: Nehmen wir an, du arbeitest als Kosmetikerin. Deine Spezialisierung ist die Behandlung von Gesichtsfalten. Deine wertvollen Informationen beziehen sich auf Dinge, die es bei der Behandlung von Gesichtsfalten zu beachten gibt. Du beschreibst z. B. in einem Newsletter fünf Ursachen, warum es zur Faltenbildung kommt. Im darauffolgenden Newsletter ergründest du die psychologischen Auswirkungen von Gesichtsfalten. In einem dritten Newsletter erläuterst du deinen Leserinnen und Lesern, welche Maßnahmen gegen Falten sinnvoll sind. Du schreibst also ausschließlich über das **Was**. Das ausführliche, vollständige **Wie** lässt du bewusst weg. Denn als Kosmetikerin willst du potenzielle Kunden dazu animieren, einen Termin mit dir zu vereinbaren. Das ist völlig in Ordnung. Denn ein Kosmetikstudio, das keinen zufriedenstellenden Umsatz erarbeitet, befindet sich nicht im Einklang mit dem Gesetz „Mehr Leben für alle." Deine Praxis kann nur wachsen, wenn du bereit bist, großzügig zu geben und anzunehmen.

Gehe mit dem Teilen deines Fachwissens ruhig verschwenderisch um, beschränke dich aber auf das **Was**. Wenn du dann einen potenziellen Kunden als zahlenden Kunden gewonnen hast, beschenkst du ihn mit allem, was du über das **Wie** weißt.

Zum Gesetz der Resonanz und dem Gesetz „Mehr Leben für alle." möchten wir dir nun noch einen wichtigen Grundsatz mit auf den Weg geben: **Gib deinen Kunden immer mehr als das, was diese dir bezahlt haben. Aber stelle dich selbst immer an die erste Stelle.**

Marketing für Therapeuten ist höchstpersönlich

Du hast nun alle Kapitel der Therapeutenformel durchgearbeitet. Du bist bereit, durchzustarten und endlich deine Berufung zu leben. Da draußen gibt es genug Klienten, denen du mit deinem Angebot wirksam helfen könntest. Aber du fragst dich noch, wie es dir gelingt, sie anzusprechen und auf dein Angebot aufmerksam zu machen. Im Dschungel der Möglichkeiten fühlst du dich noch etwas verloren und du fragst dich, wie und womit du überhaupt beginnen sollst.

Vielleicht hast du noch Bedenken, wie du unter der Vielzahl der therapeutischen Angebote überhaupt auffallen kannst oder du glaubst, dein Marketing-Budget erlaube keine große Reichweite. Doch betrachte es einmal von einer anderen Seite. Es ist gut, dass es diese große Vielfalt an Angeboten gibt. So hat jeder Klient die Möglichkeit, das für ihn genau passende Angebot zu finden. Und je vielfältiger das Angebot ist, umso mehr werden sich Menschen für therapeutische und beratende Leistungen interessieren.

Du stehst mit deiner ganzen **Persönlichkeit** im Mittelpunkt deines Marketings. Die Positionierung, für die du dich entschieden hast, ist kein Zufall. Ebenso hast du aus einem bestimmten Grund dein unwiderstehliches Angebot genau so formuliert und willst genau mit diesem idealen Klienten arbeiten.

Du bist zu diesen Ergebnissen gekommen, weil
- für dich bestimmte **Werte** wichtig sind.
- dein Leben genau so verlaufen ist, du bestimmte Erfahrungen gemacht und genau diesen Menschen auf deinem Weg begegnet bist. Dein **Woher** hat niemand sonst genau so erlebt.
- du ein bestimmtes Ziel verfolgst. Du hast einen Grund, ein **Warum**, dass du morgens aufstehst und in deine Praxis gehst. Du willst die Welt an einem bestimmten Punkt ein klein wenig besser machen.

Deine **Werte**, dein **Warum** und dein **Woher** bilden gemeinsam deine **Story**. Und diese Story ist in ihrer ganzen Einmaligkeit der Kern deines Marketings. Es lohnt sich also, dass du der Entwicklung deiner Story ausreichend Zeit widmest. Denn deine Story, und damit deine Persönlichkeit, spiegelt sich in deiner Website, deinen Social Media-Aktivitäten und allen von dir erstellten Marketing-Materialien, wie Broschüren und Visitenkarten, und selbst in deinem Logo wider. Für dich als Solo-Unternehmer ist deine Story viel wichtiger als ein hohes Marketing-Budget. Deine Story ist hier dein wichtigstes Kapital.

Was ist deine Story?

Deine Story ist spannend, einmalig, ein Lehrstück für andere. Auf keinen Fall ist sie mit einem Lebenslauf vergleichbar. Es reicht also nicht aus, vermeintlich wichtige Ereignisse chronologisch aufzuführen. Wichtig ist, dass du von deinem heutigen Standpunkt aus Klarheit darüber gewinnst, welche Ereignisse und Personen dich geprägt haben. Diese beleuchtest du wie mit einem Scheinwerfer für einen kurzen Augenblick. Gerade so, dass dein potenzieller Klient einen Eindruck von dir gewinnt.

Bei der Auswahl der wichtigsten Personen und Ereignisse geben dir diese Fragen eine erste Orientierung:
- Welche Ereignisse und Personen haben Spuren hinterlassen, die bis in deine aktuelle Lebenssituation reichen?
- Wo hast du das Leben anderer Menschen berührt und bereichert?
- Von welchen dieser Ereignisse und Personen sollten deine potenziellen Klienten unbedingt wissen, damit sie dich und deine Arbeit besser verstehen?

Du fragst dich jetzt vielleicht, ob deine Story es überhaupt Wert ist, erzählt zu werden. Vielleicht hast du Angst, andere zu langweilen oder sogar abzuschrecken. Oder du zögerst, dich mit deiner Story in der Öffentlichkeit ein Stück weit angreifbar zu machen.

Nun, du wirst es nicht verhindern können, das der eine oder andere Besucher deiner Website sich abgeschreckt fühlt oder deine Story einfach unmöglich findet. Das ist auch völlig in Ordnung so.
Denn deine idealen Klienten werden dich für deine Story lieben. Damit ist deine Story ein wichtiges Instrument, deine idealen Klienten von denjenigen zu unterscheiden, die dir nur deine Zeit und Energie rauben würden.

Warum werden deine idealen Klienten deine Story lieben? Menschen vertrauen Menschen mit ähnlichen Erfahrungen und Lebenssituationen. Wenn wir einen Rat brauchen, fragen wir am liebsten jemanden, von dem wir wissen, dass er eine ähnliche Situation erlebt hat, wie wir sie gerade erfahren. Wir gehen einfach davon aus, dass jemand, der eine solche Situation erfolgreich gemeistert hat, am besten einschätzen kann, was wir jetzt unternehmen sollten.

Menschen, die deinen Rat suchen, sehen dich also umso eher als kompetenten Ansprechpartner, je mehr sie über dich und deine Story wissen. Lass deine potenziellen Klienten also wissen, vor welch schwieriger Entscheidung du selbst schon gestanden hast oder welches Ereignis dein Leben durcheinander gewirbelt hat. Erzähle ihnen, wie hilflos du dich gefühlt und wie ausweglos du deine Situation empfunden hast. Wie hast du schließlich eine Lösung gefunden? Was dürfen andere Menschen erwarten, wenn sie mit dir arbeiten?

Welche Schlussfolgerungen und Erkenntnisse hast du aus diesen Erfahrungen gewonnen? Was ist deine Botschaft an die Welt? Deine Botschaft ist der Extrakt deiner Story. Mit deiner Botschaft erreichst du Menschen, die vor ähnlichen Herausforderungen stehen, wie du sie gemeistert hast, und die noch nach einem Weg suchen, ihr Ziel zu erreichen.

Deine Botschaft besteht aus drei Elementen:
- deiner Überzeugung.
- deinem Wissen und Können, mit dem du anderen Menschen helfen kannst.
- deinem Wunsch, was Menschen mit deiner Unterstützung erreichen sollen.

Unsere Botschaft, als Beispiel, lautet:

Wir glauben, dass jeder Mensch eine Lebensaufgabe und auch das Potenzial hat, diese zu erfüllen. Doch längst nicht allen gelingt es, ohne fremde Hilfe in ihre volle Größe zu gehen. Wir unterstützen unsere Klienten, ihre Ängste loszulassen, Klarheit und Selbstvertrauen zu gewinnen und so ihr volles Potenzial zu entfalten. Dazu leiten wir sie an, ihre Lebensaufgabe zu entdecken, ihre Botschaft klar zu formulieren und authentisch zu kommunizieren. Unser Ziel ist, dass sie ein erfülltes und erfolgreiches Leben führen.

Wie lautet deine Botschaft?

Die wichtigsten Bausteine für dein Marketing

Deine Story und deine Botschaft bilden das Fundament, auf dem dein gesamtes Marketing aufbaut. Die Möglichkeiten im Marketing sind auf den ersten Blick sicher verwirrend und du fragst dich wahrscheinlich, welche Marketing-Aktivitäten für dich als Therapeut, Coach oder Practitioner überhaupt Sinn machen.

Darum haben wir uns für dich eine Strategie überlegt, wie du möglichst effektiv und kostengünstig deine idealen Klienten von deinem Angebot überzeugst. Alle hier vorgestellten Maßnahmen greifen ineinander. Du darfst also umso größeren Erfolg erwarten, je konsequenter du unsere gesamte Strategie umsetzt.

Deine **Website** steht im Mittelpunkt all deiner Marketing-Aktivitäten.
Über sie bekommt der Besucher einen ersten Eindruck davon
- wer du bist.
- was deine Botschaft ist.
- was du anbietest.
- ob dein Angebot für ihn überhaupt in Frage kommt.
- was er davon hat, wenn er deine Leistungen in Anspruch nimmt.

Mit einem **Blog** gibst du den Besuchern deiner Website Gelegenheit, dich noch besser kennen zu lernen. Damit ist das Blog, oder die Kategorie „Aktuelles", der vielleicht wichtigste Teil deiner Website.

Natürlich wäre es wünschenswert, wenn der Besucher deiner Website sofort zum Telefon greift und einen Termin mit dir vereinbart. Doch realistisch betrachtet wird dies nur sehr selten der Fall sein.
Die meisten Besucher möchten zuerst einmal prüfen, ob sie dir und deinem Angebot vertrauen können und ob du die richtige Person bist, die ihnen helfen kann, ihr sehr spezielles Problem zu lösen. Darum bietest du Besuchern, die ernsthaft an deiner Arbeit interessiert sind, vertiefende Informationen an. Diese Informationen ver-

packst du in einem **E-Book**, das du auf deiner Website zum Download anbietest.

Natürlich darf der Besucher dieses E-Book nicht „einfach so" herunterladen. Dein E-Book ist zwar kostenlos, aber eine kleine Gegenleistung verlangst du doch. Denn dein Besucher „zahlt" mit seiner E-Mail-Adresse. Alle so gesammelten Adressen bilden deine Liste an Interessenten, auch Leads genannt. Diesen Interessenten schickst du nun regelmäßig Informationen in Form eines **Newsletters**.

Videos sind eine weitere effektive Möglichkeit, dich deinen potenziellen Klienten vorzustellen.
Du kannst diese direkt in deine Website einbinden oder als Bonus exklusiv für deine Newsletter-Abonnenten vorsehen.

Auch wenn sich die meisten deiner Marketing-Aktivitäten online abspielen, wirst du immer wieder potenzielle Klienten im direkten Kontakt kennenlernen. Dies kann anlässlich eines Vortrags, der Teilnahme an einer Fach- oder Publikumsmesse oder auch beim Smalltalk im Biergarten der Fall sein. In solchen Fällen sind **Folder, Flyer** und **Broschüren** weiterhin sehr beliebte, kostengünstige und wirkungsvolle Materialien. Schauen wir uns nun die Bestandteile deiner Marketing-Strategie im Einzelnen genauer an.

Deine Website als Klienten-Magnet
Es ist schon längst keine Frage mehr, ob du als Therapeut, Coach oder Practitioner eine Website brauchst. Die Frage ist allein, welches **Ziel** du mit deiner Website verfolgst und welche **technischen Anforderungen** diese unbedingt erfüllen soll. Mit deiner Website verfolgst du das Ziel, mehr ideale Klienten zu gewinnen. Hierzu setzt du auf einfache und automatisierte Prozesse, so dass der Download deines E-Books sowie der Versand von Newslettern für dich nur wenig Aufwand bedeuten.

Menschen suchen im Internet nicht nur Unterhaltung und Ablenkung. Sie suchen aktiv nach Lösungen für ihre individuellen Probleme! Sie suchen nach Experten, Produkten und Dienstleistungen, die ihnen helfen können, diese Probleme zu lösen. Deshalb werden sie sich auch nur dann länger mit einer Website beschäftigen, wenn sie sofort verstehen, dass sie hier eine Lösung für ihr Problem finden und dass ihnen diese Seite einen Mehrwert bietet. Finden diese Interessenten nicht auf Anhieb einen Lösungsansatz für ihr Problem und bietet ihnen die Seite keinen Mehrwert, werden sie weiter zur Website eines Mitbewerbers wandern. Diese ist schließlich nur einen Mausklick weit entfernt.

Der Besucher deiner Website soll also nicht nur erfahren, wer du bist und was dein Angebot ist.
Er soll auch sofort erkennen, welchen Nutzen ihm dein Angebot bringt. Du weißt, was das größte Problem deines idealen Klienten ist, welche Wünsche und Erwartungen er hat und auch, welche Ausdrücke und Begriffe er häufig verwendet. Die Inhalte deiner Website zeigen ihm, dass du ihn verstehst und dass du ihm helfen kannst, sein Problem zu lösen. Deine Informationen sind klar strukturiert und bringen deinem idealen Klienten echten Nutzen. Als Mehrwert gibst du ihm einige Tipps, mit denen er sofort etwas anfangen kann. Diese Tipps müssen nicht direkt auf der Website zu finden sein. Du kannst sie auch in dein E-Book packen.

Die **technischen Anforderungen** an eine Website steigen ständig und das in immer kürzeren Abständen. Du solltest dich davon aber nicht abschrecken lassen. Denn gleichzeitig werden die am häufigsten genutzten Systeme immer nutzerfreundlicher und sind auch für technische Laien gut beherrschbar. Es war sogar noch nie so einfach wie heute, eine moderne und ansprechende Website online zu stellen und sie inhaltlich und technisch auf dem neuesten Stand zu halten.
Deine Website sollte unbedingt nicht nur über PC und Laptop, sondern auch über Tablet und Smartphone aufzurufen sein. Es ist inzwischen alltäglich, im Zug oder im Café zu sitzen und alle möglichen Themen im Internet zu recherchieren. Beim sog. **Responsive Design** passt sich die Darstellung einer Website in der Größe automatisch an das vom Besucher verwendete Endgerät an und ist damit für ihn immer optimal lesbar. Überzeugt deine Website dazu

noch mit Übersichtlichkeit, einer ansprechenden Grafik und zum Text passenden Bildern, steht deinem Erfolg von dieser Seite her nichts mehr im Wege.

Ein Blog für aktuelle Informationen

Bevor sich ein Interessent für dein Angebot entscheidet, hat er sich in den meisten Fällen vorab ausführlich informiert, welche unterschiedlichen Lösungen es für sein Problem gibt, wer die Anbieter sind und welche Vor- und Nachteile die einzelnen Möglichkeiten haben. Für seine Recherche hat er überwiegend das Internet genutzt und ist sich, wenn er in deiner Praxis anruft, schon ziemlich sicher, dass du ihm die beste Lösung bieten kannst. Die Informationen auf deiner Website haben ihn überzeugt und er vertraut dir.

Diese Vorstellung mag zunächst traumhaft klingen. Doch die Werkzeuge, um diesen Traum Wirklichkeit werden zu lassen, hast du mit deiner Website bereits in der Hand. Ein besonders wichtiges Werkzeug ist hierbei dein Blog oder die Kategorie „Aktuelles". Hier nimmst du Stellung zu aktuellen Themen, die dein therapeutisches Angebot betreffen, beantwortest häufige Fragen deiner Interessenten oder berichtest von deinen Veranstaltungen und Vorträgen. Natürlich kannst du hier auch den einen oder anderen Einblick in deine private Sphäre, etwa deine Hobbies, oder deine Lebensphilosophie gewähren.

Du zeigst, dass du deine Klienten kennst und weißt, was sie besonders interessiert. Deine Besucher lernen dich besser kennen und können einschätzen, ob sie dir und deinem Angebot vertrauen wollen. Dass sie sich auf dich verlassen können, sehen die Besucher daran, dass du regelmäßig aktuelle Beiträge veröffentlichst und diesen Rhythmus auch beibehältst.

Wertvolle Informationen als E-Book

Ein Besucher schaut sich auf deiner Website um, liest einige deiner Blogposts und findet dein Angebot durchaus interessant. Jetzt ist der richtige Zeitpunkt, ihn nach seiner E-Mail-Adresse zu fragen. Diese möchte er dir jedoch nicht „einfach so" geben. Immerhin

bekommt er schon genug unerwünschte Werbemails. Also braucht er noch einen besonderen Anreiz, ein Geschenk. Dieses Geschenk muss für ihn so interessant sein, dass er seine Angst vor unerwünschten Mails vergisst.
Besonders wirkungsvoll ist hier ein E-Book, das sich dein Besucher herunterladen kann, nachdem er sich mit seiner E-Mail-Adresse registriert hat. In diesem E-Book findet er vertiefende Informationen zu einem Thema, das ihn als potenziellen Klienten brennend interessiert. Es reicht übrigens völlig aus, wenn dein E-Book 8 - 12 Seiten umfasst.

Da du einen rundum professionellen Eindruck hinterlassen möchtest, solltest du neben dem Text auch besonderen Wert auf die grafische Gestaltung legen. Dazu gehören ein einladendes Cover sowie Fotos und grafische Elemente zur Auflockerung des Textes. Vielleicht gefällt dem Leser dein E-Book so gut, dass er es von sich aus an Freunde und Kollegen weiterleitet. Diese Form des viralen Marketings kann deine Bekanntheit durchaus steigern.

Damit auch jeder, der dein E-Book bekommt, dich anrufen, sich auf deiner Website informieren und eine Vorstellung von dir als Person bekommen kann, gehören diese Elemente in jedes E-Book:
- dein Name und deine Kontaktdaten.
- der Name deiner Website.
- dein Kurzporträt mit Foto.
- eine Einladung an den Leser, den nächsten Schritt zu gehen, z. B. ein kostenloses Informationsgespräch mit dir zu vereinbaren.

Wenn du diese Punkte beachtest, wird dein E-Book zu einem wichtigen Klienten-Magneten.

Regelmäßige Newsletter schaffen Vertrauen
Der Interessent hat dir also seine E-Mail-Adresse gegeben und eine Kopie deines E-Books ist nun auf seiner Festplatte gespeichert. Er hat dir auch sein Einverständnis gegeben, dass du ihm regelmäßig Newsletter senden darfst. Vielleicht bist du von der Idee, regelmäßige Newsletter zu versenden, trotzdem zunächst einmal wenig

begeistert. Vermutlich beziehst du selbst einige Newsletter, die du fast immer ungelesen aus deinem Postfach löschst und dir immer wieder vornimmst, sie ganz abzubestellen.

Damit deinen Newslettern nicht das gleiche Schicksal blüht, müssen deine Informationen für den Empfänger so nutzbringend sein, dass er sich sogar darauf freut. Natürlich ist dies nicht der einzige Zweck deines Newsletters. Nach dem Gesetz „Mehr Leben für alle" ist es dein gutes Recht, zugleich deinen Expertenstatus zu festigen und mehr Umsätze zu erzielen. Verstehe deine Newsletter als Dienstleistung für potenzielle und bestehende Klienten und biete ihnen mit deinen wertvollen Informationen einen Mehrwert. Dabei beschränkst du dich, wie im Kapitel über deine therapeutische Signatur beschrieben, auf das Was, während du das Wie ausschließlich mit deiner zahlenden Klientel teilst.

Es reicht am Anfang völlig aus, wenn du monatlich einen Newsletter versendest. Solltest du etwas mehr Übung und Gefallen am Texten und Versenden von Newslettern gefunden haben, spricht nichts dagegen, wenn du diese nun alle zwei Wochen versendest. Egal, für welches Intervall du dich entscheidest, behalte diesen Rhythmus unbedingt bei. So hältst du den Kontakt zu deinen Abonnenten lebendig und gewinnst ihr Vertrauen.

Videos für einen authentischen Eindruck

Über deine Texte und Fotos bekommt der Besucher deiner Website einen ersten Eindruck von dir. Doch erst deine Mimik, deine Gesten und deine Stimme machen diesen Eindruck komplett. Über ein Video bekommt der Besucher einen umfassenden und authentischen Eindruck von dir. Viele Besucher empfinden es auch als weniger anstrengend, ein Video anzusehen, als einen längeren Text zu lesen.

Übrigens trägst du mit einem Video zusätzlich dazu bei, dass du über Google besser gefunden wirst. Videos verbessern das sog. Ranking einer Website und deine Seite erscheint in den Suchergebnissen weiter oben. Deshalb solltest du auch bei der Auswahl der

Suchbegriffe, die du für den Titel und die Beschreibung eines Videos verwendest, sehr sorgfältig vorgehen.

Viele Website-Betreiber scheuen vor der Produktion eines Videos. Sie gehen davon aus, dass der Aufwand hoch und die Produktion entsprechend teuer ist. Oder sie trauen sich einfach nicht, sich vor eine Kamera zu stellen und fragen sich, worüber sie überhaupt sprechen sollen.

Dabei muss die Produktion eines Videos weder teuer sein, noch musst du einen extrem hohen Aufwand fürchten. Die Kamera deines Smartphones genügt oft bereits, um ein Web-Video zu produzieren. Mit einem einfachen Stativ für die Kamera und zwei Leuchten vor einer hellen Wand ist deine Ausrüstung schon komplett. Jetzt brauchst du nur noch etwas Übung, bis du dich sicher vor der Kamera bewegst. Wenn du noch unsicher bist, produzierst du die ersten Videos allein zur Übung, ohne sie zu veröffentlichen.

Bleibt noch die Frage, über was du vor der Kamera sprechen sollst. Eine Möglichkeit wäre, dich in einem Video für die Startseite deiner Website deinem Besucher vorzustellen. Erzähle einfach, wer du bist, was du anbietest und warum du dich gerade für dieses Angebot entschieden hast. Natürlich sagst du dem Besucher auch, welchen Nutzen ihn erwartet, wenn er dein Angebot in Anspruch nimmt. Falls du ein kostenloses E-Book anbietest solltest du ihn auch im Video einladen, dieses anzufordern.

Wenn du regelmäßig neue Videos veröffentlichen möchtest, kannst du deinen Besuchern Tipps zu allen möglichen Themen rund um dein Angebot geben. Dabei sollte ein Video nicht länger als drei Minuten sein. Es lohnt sich übrigens, dass du einen eigenen Kanal bei YouTube einrichtest und dort alle Videos einstellst, die du auch auf deiner Website veröffentlichst. Denn YouTube gilt inzwischen als die zweitgrößte Suchmaschine der Welt.

Gedruckte Informationen sind weiterhin gefragt

Trotz der vielfältigen Möglichkeiten des Online-Marketings solltest du auch die Chancen, in deinem direkten Umfeld neue Klienten zu gewinnen, nicht unterschätzen. Hier empfiehlt es sich immer, dem Gesprächspartner zusätzlich zu deiner Visitenkarte eine Kurzinformation anzubieten.

Ein beliebtes und kostengünstiges Format für gedruckte Informationen ist der sog. Folder im Format DIN lang. Diesen kannst du dir am einfachsten als DIN A4-Blatt vorstellen, das im Querformat in drei gleiche Abschnitte geteilt und zweimal gefaltet ist. Es stehen also insgesamt sechs Felder im Umfang von jeweils ⅓ einer DIN A4-Seite zur Verfügung. Recht wenig Raum also für umfangreiche Informationen. Und Grund genug, dich intensiv mit dem Aufbau deines Folders zu beschäftigen.

Das Falten eines Folders wird in der Fachsprache auch als Falzung bezeichnet. Für den Fall, dass du eine Druckerei mit der Herstellung deines Folders beauftragen möchtest, empfehlen wir dir, die sog. Wickelfalz zu wählen. Wenn du deinen Folder selbst entwerfen möchtest, solltest du zur Orientierung immer ein entsprechend gefaltetes Blatt vor dir liegen haben. Hierzu faltest du bei einem quer vor dir liegenden DIN A4-Blatt zunächst das rechte, dann das linke Drittel zur Mitte hin.

Deinen Entwurf beginnst du am besten mit der Rückseite. Hier bildet das rechte Drittel die Titelseite.
Sie hat die Aufgabe, den Leser zu motivieren, sich mit dir und deinem Angebot zu beschäftigen und den Folder aufzuklappen. Eine ansprechende grafische Gestaltung und ein kurzer Text in Form eines Slogans zeigen dem Interessenten, warum sich das Weiterlesen für ihn lohnt. Das mittlere Drittel der Rückseite bildet auch die Rückseite deines Folders. Hier ist Raum für deine Kontaktdaten und evtl. eine kurze Anfahrtbeschreibung. Das linke Drittel bildet die rechte Innenseite des Folders.

Hierauf fällt der erste Blick des Lesers, wenn er den Folder aufklappt. Diese Seite solltest du für deine persönliche Vorstellung inklusive Porträtfoto nutzen.

Die drei Spalten der Innenseite stehen dir damit komplett zur Verfügung, um dein Angebot zu präsentieren. Hier hat es sich bewährt, das linke und mittlere Drittel für eine allgemein gehaltene Beschreibung des Angebots zu nutzen und im rechten Drittel die Angebotspakete zu präsentieren.

Auch wenn der Raum für Informationen insgesamt sehr begrenzt ist, solltest du der Versuchung widerstehen, ihn komplett mit Text auszufüllen. Grafische Elemente und Fotos bieten Ruhepunkte fürs Auge und sorgen dafür, dass der Text zur Geltung kommt und angenehm zu lesen ist. Bei der Verwendung von Farben und Logo solltest du darauf achten, dass dein Folder zusammen mit deiner Website, Visitenkarten und, soweit vorhanden, anderen Drucksachen ein einheitliches Erscheinungsbild abgibt. Dies trägt wesentlich dazu bei, dass du bei Interessenten und Klienten einen professionellen Eindruck hinterlässt.

Deine nächsten Schritte hin zur erfolgreichen Praxis
Du bist Erfolg!

Wir kennen dein Warum nicht. Doch wir sind uns ziemlich sicher, dass deine Entscheidung für den Beruf des Therapeuten, Coaches oder Practitioners auch mit deinem Wunsch zusammenhängt, möglichst vielen Menschen wirksam helfen zu können. Ganz bestimmt übst du deinen Beruf mit großer Leidenschaft aus. Vielleicht stellst du sogar das Wohl deiner Klienten über deinen eigenen wirtschaftlichen Erfolg.

An dieser Stelle möchten wir dich an das universelle Gesetz „Mehr Leben für alle" erinnern. Bestimmt hast du viel Zeit, Geld und Energie in deine Ausbildung investiert. Und nun darfst du völlig zu Recht erwarten, dass sich dieser Einsatz auszahlt, du einen vollen Terminkalender hast und gut von deiner Praxis leben kannst.

Damit du überhaupt Menschen wirksam helfen kannst, müssen diese zuerst auf deine Arbeit aufmerksam werden und den Weg zu dir finden. Das hört sich jetzt sehr banal an. Aber genau an diesem Punkt scheitern viele Therapeuten. Weil sie den Schritt raus aus der Komfortzone und rein in die Öffentlichkeit scheuen. Sie haben Angst, ihre eigenen Leistungen zu vermarkten und möchten weder aufdringlich wirken, noch ihre Authentizität verlieren. Doch wie soll sich ihr Einsatz auszahlen, wenn sie den Schritt nach draußen nicht gehen?

Vielleicht bist du dir völlig darüber im Klaren, dass du die Öffentlichkeit brauchst, damit Klienten zu dir finden und von deinem Angebot profitieren können. Du hast dieses Buch komplett durchgearbeitet und erwartest von dir selbst, dass du jetzt endlich loslegen solltest. Und doch fühlst du dich noch unsicher und hast viele Fragen. Wenn du jetzt denkst, dass es nur dir so geht und du das alles alleine schaffen musst, können wir dich beruhigen. Auch dies sind nur falsche Glaubenssätze. Niemand ist alleine und niemand muss alles alleine schaffen. Jeder hat die Möglichkeit, gemeinsam mit Gleichgesinnten an seinen Zielen zu arbeiten.

Wenn du also überzeugt bist, dass du gemeinsam mit anderen engagierten Therapeuten deine Ziele einfacher und schneller erreichen kannst und wenn du außerdem glaubst, dass die richtige innere Haltung für deinen Erfolg entscheidend ist, haben wir die passenden Angebote für dich.

Im Tages-Workshop **Der Klientenmagnet** erfährst du, wie dir der Aufbau einer erfolgreichen Praxis gelingt. Wir gehen darauf ein
- wie du Klarheit über deinen idealen Klienten gewinnst.
- wie du die innere Erfolgsbremse löst und endlich vorwärts kommst.
- wie du mit anderen über dein Therapieangebot sprichst, ohne verkäuferisch zu wirken.

In unserem Coachingprogramm **Du bist Erfolg!** vertiefen wir die einzelnen Kapitel dieses Buches und sprechen dazu einige Themen an, für die in diesem Buch kein Platz mehr war. U. a.
- gehen wir der Frage nach deinem **Warum** nach.
- unterstützen wir dich, mit deiner Vergangenheit aufzuräumen und mehr **Klarheit** über deine Ziele zu gewinnen.
- klären wir mit dir, wie du ab sofort auftreten und wahrgenommen werden möchtest.
- zeigen wir dir, wie du so mit deinen Klienten kommunizierst, dass sie den **Nutzen** deines Angebots sofort verstehen.
- zeigen wir dir, wie du deine **Story** besonders wirkungsvoll präsentierst.
- erklären wir dir, wie du einen nie versiegenden Fluss an Interessenten aufbaust und die Prozesse hierfür so automatisierst, dass dein Aufwand nur minimal ist.
- helfen wir dir, deine **Lebensaufgabe** zu entdecken und deine Botschaft hieraus wirksam zu kommunizieren.

Wenn dir dieses Buch hier gefallen hat, wirst du unser Coachingprogramm **Du bist Erfolg!** ganz bestimmt lieben und Erfolge feiern, die dir bisher unerreichbar schienen. Du musst dazu übrigens weder lange Reisezeiten noch Übernachtungen in Kauf nehmen. Dein Smartphone oder Laptop reichen völlig aus.

Alle Veranstaltungen finden als Online-Meeting statt und werden dazu noch aufgezeichnet. So bekommst du auch dann alle Informationen, wenn du einmal verhindert sein solltest. Diese Aufzeichnungen eignen sich auch hervorragend, um das Gelernte zu wiederholen und zu vertiefen. Zusätzlich stellen wir dir zu jeder Veranstaltung ein Arbeitsblatt als PDF zur Verfügung. Denn wir wollen, dass du deine individuellen Ziele erreichst.

Mindestens ebenso wichtig wie das Wissen, das wir mit dir teilen, ist die Energie, die in der Gruppe entstehen wird. Unsere Erfahrung ist, dass sich die Energien der Teilnehmer regelrecht potenzieren und sie auf einmal Dinge erreichen, die sie selbst vorher nicht für möglich gehalten hätten. Sehr wichtig sind auch das Kennenlernen der Ideen und Ziele der anderen und das gegenseitige Feedback der Teilnehmer.

Deshalb erhalten alle Teilnehmer Zugang zu einer geschlossenen Facebook-Gruppe, wo du deine Herausforderungen und Erfolge in geschützter Umgebung mitteilen kannst. Allein diese Interaktion ist Gold wert.

Das ist aber noch nicht alles, denn wir haben uns eine weitere Sache ausgedacht, um die Gruppendynamik noch mehr zu vertiefen. Lass dich überraschen.

Bist du bereit, deine Botschaft mit deiner Zielgruppe zu teilen?

Dann freuen wir uns, dich dabei zu unterstützen.

Mehr über unser Angebot erfährst du unter *www.therapeutenformel.com*.

Über die Autoren

Lukas Tobler

Höchstleistungen im Sport erreicht man nicht allein durch körperliches Training. Mentale Stärke und die Ausrichtung des inneren Kompasses auf Erfolg sind mindestens ebenso wichtig. Als ehemaliger Leistungssportler, der zur Top 10 der Weltelite im Kanurennsport zählte, weiß Lukas Tobler, dass wir allein mit der richtigen inneren Haltung in der Lage sind, die Realität zu verändern und unserem Leben eine neue Richtung zu geben.

Wenn man selbst für das Leben, das man führt, verantwortlich ist, kann man auch selbst für Veränderungen sorgen. Jeder Mensch hat eine Lebensaufgabe, die es zu entdecken gilt. Dabei verfügt er bereits jetzt über das Potenzial, um seine individuelle Aufgabe zu erfüllen. Die Suche nach seiner Lebensaufgabe war für Lukas Tobler nach seiner Karriere im Sport und anschließender Ausbildung zum Physiotherapeuten noch nicht beendet. Denn nicht nur im Sport lassen sich die größten Erfolge auf der mentalen Ebene erreichen.

Als High Performance Coach sowie als Practitioner und Instruktor für Reconnective Healing® und The Reconnection® spornt Lukas Tobler heute sich selbst und seine Klienten immer wieder zu Höchstleistungen an. Seinen Klienten hilft er, ihr Dasein als Opfer hinter sich zu lassen und wieder in ihre innere Schöpferkraft zu kommen. So finden sie den Weg aus dem Sumpf des „Ich schaffe es nicht." in die reiche Welt von „Ich schaffe es."

Susanne Melles

Das antiquarische Buch, das man in der kleinen Buchhandlung abseits der Fußgängerzone entdeckt hat oder das Shirt aus der Boutique in einer Seitenstraße – solche Schätze des Alltags behalten wir gerne in Erinnerung. Dabei vergessen wir lieber, dass wir dieses Teil nur entdeckt haben, weil wir in die falsche Richtung gelaufen sind oder uns in der Straße geirrt haben.

Noch weniger möchten wir daran erinnert werden, dass auch unsere Lebenserfahrung oft das Ergebnis von Um- und Irrwegen ist. Erst später erkennen wir, welche mentalen Schätze wir gesammelt haben, während wir das erlebt haben, was allgemein als Krise bezeichnet wird.

Susanne Melles hat das Texten als Profession entdeckt, als sie begann, ihr Angebot zur Ernährungsberatung zu vermarkten. Sehr schnell stellte sie fest, das die Arbeit an den Texten für sie spannender war als das Beratungsangebot. Das nötige Fachwissen hat sie sich über Kurse und Seminare angeeignet. Ihre eigene Lebenserfahrung hilft ihr, sich in die Lebenswelten ihrer Kunden einzufühlen.

Immer wieder ist Susanne Melles fasziniert von dem Schatz an Lebens- und Berufserfahrung, den ihre Kunden besitzen. Ihre Aufgabe sieht sie darin, diesen Schatz so aufzubereiten, dass die Story das Angebot unterstützt und dazu möglichst viele Menschen aus diesen Erlebnissen und Erfahrungen für ihr eigenes Leben lernen können.

Quellenangaben

(1)   Denke nach und werde reich, Napoleon Hill, Droemersche Verlagsanstalt Th. Knaur Nachf. München, 1989

(2)   Öfter mal auf Autopilot, Andrew Smart, Goldmann Verlag, München, 1. Auflage Nov. 2014

(3)   Das seltsamste Geheimnis, Earl Nightingale, Verlag: Life Success Media GmbH, 3. Auflage 2008

(4) – (6) Die Macht Ihres Unterbewusstseins, Dr. Joseph Murphy, Wilhelm Goldmann Verlag München, 1998